Inhaltsverzeichnis

Seite Inhalt

- **2** Vorwort
- **3** Übersicht über die wichtigsten Lokalanästhetika
- **4** Allgemeine technische Aspekte zur Durchführung peripherer Nervenblockaden
- **6** Betreuung peripherer Schmerzkatheter auf der Allgemeinstation

Obere Extremität

- **8** Anatomie Plexus brachialis
- **10** Sensible Versorgung obere Extremität
- **11** Motorische Reizantwort

- **12** Interskalenäre Plexusanästhesie (n. Meier)
- **14** Infraklavikuläre Plexusanästhesie (VIB n. Kilka, Geiger und Mehrkens)
- **16** N. suprascapularis-Blockade (n. Meier)
- **18** Axilläre Plexusanästhesie

- **20** Blockaden im Oberarmbereich
  – Multistimulationstechnik (Mid humeral approach n. Dupré)
- **22** – N. radialis

- **24** Blockaden im Ellenbeugenbereich
  – N. radialis
  – N. musculocutaneus
- **26** – N. medianus
  – N. ulnaris

- **28** Blockaden im Handgelenksbereich (sog. „Handblock")
  – N. medianus
  – N. ulnaris
- **30** – N. radialis

Untere Extremität

- **32** Anatomie Plexus lumbosacralis
- **36** Sensible Versorgung untere Extremität
- **37** Sensible Versorgung knöcherne Struktur

- **38** Psoaskompartment-Block (n. Chayen)
- **40** Inguinale N. femoralis-Blockade (sog. 3in1-Technik n. Winnie, kontinuierliche Technik n. Rosenblatt)
- **42** N. obturatorius-Blockade

- **44** Transgluteale Ischiadikusblockade
- **46** Dorsale (proximale) Ischiadikusblo
- **48** Anteriorer (ventraler) Ischiadikusbl
- **50** Distale Ischiadikusblockade (n. Me
- **52** N. saphenus-Blockade
- **54** N. fibularis communis-Blockade

- **56** Blockaden im Fußbereich (sog. Fu
  – N. fibularis superficialis
- **58** – N. fibularis profundus
- **60** – N. tibialis posterior

Vorwort

Die Entwicklung der Anästhesie wird derzeit durch die wachsende Beachtung der Regionalanästhesie und -analgesie mit geprägt. Insbesondere an peripheren Blockaden besteht ein gesteigertes Interesse und in vielen Kliniken erfolgt der Einsatz gegenüber zentralen Blockaden heute zunehmend differenziert. Doch wodurch begründet sich das Interesse und was überwiegt den höheren Aufwand hinsichtlich der Ausbildung und der Durchführung von regionalen Blockaden?

Im Vordergrund steht die Etablierung eines perioperativen Anästhesie- und Analgesiekonzeptes. Eine präoperativ angelegte und intraoperativ genutzte regionale Blockade wird mittels Katheter fortgeführt und erzeugt eine wirksame und komplikationsarme regionale Analgesie. Diese schafft die Voraussetzungen zur Frühmobilisierung und damit zur Verkürzung der Rehabilitationsdauer.

Die Auswirkungen der Regionalanästhesie (als rückenmarknahe Anästhesieformen) auf verschiedene Outcome-Parameter wurden in der CORTRA-Metaanalyse (Rodgers et al.) durch Auswertung von 141 Studien mit fast 10.000 Patienten aufgezeigt. Verglichen wurden Patientengruppen, die eine Allgemeinanästhesie erhielten mit solchen, die entweder eine Regionalanästhesie oder ein kombiniertes Anästhesieverfahren erhielten. Nach diesen Ergebnissen reduziert die Regionalanästhesie eine Vielzahl postoperativer Komplikationen sowie die postoperative Mortalität um 30 %. Nach Interpretation der Autoren scheint das entscheidende Kriterium zur Verminderung von postoperativen Komplikationen eine Blockade der intraoperativen Stressantwort durch ein regionales Anästhesieverfahren zu sein.

Ferner gibt es heute ernst zu nehmende Hinweise auf die Gefahren einer Chronifizierung starker Schmerzen. Als die sicherste Prävention der Schmerzchronifizierung sind regionale Anästhesieverfahren anzusehen, die intraoperative Schmerzreize nahe ihrer Entstehung blockieren und postoperativ den Akutschmerz als besonderen Risikofaktor ausschließen können.

Die weitere Entwicklung der regionalen Anästhesie und Analgesie ist unter den oben aufgezeigten Aspekten und damit sowohl unter ethischen als auch ökonomischen Gesichtspunkten vorgezeichnet. Mit diesem Kompendium der peripheren Blockaden möchten wir allen Interessierten eine kurze Übersicht über die häufig verwendeten Methoden bieten und das Interesse für eine eingehende Beschäftigung mit diesen Anästhesieverfahren wecken.

Lokalanästhetika

Wirkdauer der Lokalanästhetika: intra- und postoperative Analgesie

* Infusionsbeginn bevor starke postoperative Schmerzen auftreten; sonst mit Initialbolus beginnen

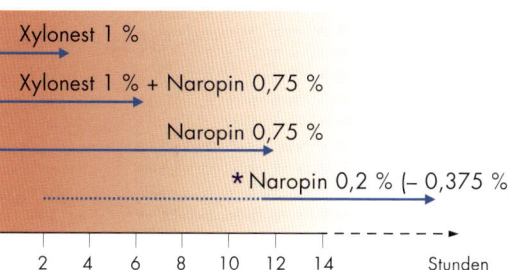

Xylonest 1 %
Xylonest 1 % + Naropin 0,75 %
Naropin 0,75 %
*Naropin 0,2 % (– 0,375 %)

Stunden

Übersicht über die wichtigsten Lokalanästhetika für periphere Nervenblockaden

Substanz	Konzentration Anästhesie / Analgesie	Dosierung* Anästhesie / Analgesie	Anschlagzeit	analgetische Wirkdauer
Ropivacain (Naropin®)	0,5 % – 0,75 % 0,2 % – 0,375 %	bis 300 mg bis 28 mg/h	10 – 20 min	8 – 14 h
Prilocain (Xylonest®)	1 % (– 2 %) –	bis 400 mg –	10 – 20 min	3 – 4 h
Mepivacain (Scandicain®)	1 % (– 2 %) –	bis 300 mg –	10 – 20 min	3 – 4 h

	anästhetische Potenz (zu Procain = 1)	Proteinbindung (%)	Verteilungsvolumen (l)	Eliminationshalbwertszeit (h) im Plasma
Ropivacain (Naropin®)	16	94	59	1,9
Prilocain (Xylonest®)	4	55	261	1,5
Mepivacain (Scandicain®)	4	77,5	84	1,9

* (laut Herstellerangaben)

Besonderheiten

Ropivacain
- vorteilhaftes Verhältnis Wirkdosis/Toxizität
- gute Differentialblockade (Analgesie >> Motorik) bei analget. Anwendung

Prilocain
- mittellang wirkendes Lokalanästhetikum mit der geringsten Toxizität
- Methämoglobin bei hoch dosierter oder wiederholter Gabe (> 600 mg)

Mepivacain
- Wirksamkeit mit Prilocain vergleichbar

Allgemeine technische Aspekte zur Durchführung peripherer Nervenblockaden

- Äußerste Asepsis

- Lokale Infiltration

- Hautinzision mit Lanzette bei Verwendung "stumpfer" Kanülen (z. B. 45°-Schliff)

- Nervenstimulation: von 0,1 – 1,0 mA aufsteigend, bei sichtbaren Muskelkontraktionen im Ausbreitungsgebiet des Nervs Reduzierung auf einen Bereich zwischen 0,3 – 0,5 mA/0,1 ms und Injektion des Lokalanästhetikums

- Vor und während der Injektion des Lokalanästhetikums wiederholte Aspirationsversuche. Ein negativer Aspirationstest ist kein sicherer Ausschluss einer intravasalen Injektion

- Bei größeren Lokalanästhetikadosen portionierte Gabe und verbales Monitoring zum Erkennen akzidentieller intravasaler Injektionen

- Bei nicht kooperativen Patienten, Patienten mit Sedierung oder bei Blockaden distal einer bereits durchgeführten Regionalanästhesie (z. B. N. femoralis-Block unter Spinalanästhesie) sind Blockaden grundsätzlich nur mit Nervenstimulator (keine neuromuskuläre Relaxierung!) und Unipolarkanüle (UP-Kanüle) durchzuführen, Ausnahme: Infiltrationsanästhesie rein sensibler Nerven

- Kathetertechnik: Platzierung des Katheters nach Injektion des LA in der Regel 3 – 5 cm über das Kanülenende hinaus

- Überwachung: Bei Verwendung größerer Mengen eines Lokalanästhetikums i. v.-Kanüle, EKG, Pulsoximetrie, RR-Kontrolle

- Katheter: tägliche Kontrolle der Einstichstelle, Dokumentation (s. S. 7)

Allgemeine technische Aspekte

Nebenwirkungen/Kontraindikationen (allgemein)

Nebenwirkungen/Komplikationen
- Intoxikation durch Lokalanästhetika
  Vermeiden durch:
    - Einhalten der empfohlenen Dosierungen
    - Wiederholte Aspiration und portionierte Gabe bei Injektion
    - Langsame Injektion, den Patienten beobachten (eine negative Aspiration ist kein sicherer Ausschluss einer intravasalen Injektion)

- Nervenschäden (extrem selten)
  Vermeiden durch:
    - Keine Parästhesien zur Lagekontrolle der Kanüle
    - Verwenden eines geeigneten Nervenstimulators ($\geq$ 0,3 – 0,5 mA/0,1 ms)
    - Verwendung atraumatischer Kanülen

- Hämatom
  Vermeiden durch:
    - Keine Blockaden bei klinisch manifester Gerinnungsstörung

- Infektion (bei kontinuierlichen Techniken)
  Vermeiden durch:
    - Aseptische Punktion
    - Regelmäßige Kontrolle der Einstichstelle (mindestens 1x/Tag)
    - Empfindlichster Hinweis: Schmerz am Eintrittsort des Katheters (sofortiges Entfernen des Katheters erforderlich)

Kontraindikationen zur Regionalanästhesie (allgemein)

- Ablehnung des Verfahrens durch den Patienten
- Klinisch manifeste Gerinnungsstörungen
- Infekt oder Hämatom an der Einstichstelle
- Relativ: neurologische Defizite (vorherige Dokumentation erforderlich)

Betreuung peripherer Schmerzkatheter auf der Allgemeinstation

Visite
- Mindestens 1x/Tag
    - Kontrolle der Einstichstelle
    - Überprüfung der Effektivität
    - Hinterfragen der Indikation
    - Sorgfältige Dokumentation (s. Seite 7)

- Bei unzureichender Wirkung
    - Katheterlage korrekt? Disloziert?
    - Bei Teilwirkung Spritzen eines Bolus (z. B. 20 ml Ropivacain 0,75 %)
    - Gegebenenfalls additive Medikation (NSAID, orale Opioide)
    - Bei Entfernen des Katheters weitere Schmerzmedikation

- Liegedauer
    - Mittlere Liegedauer 4 – 5 Tage. Indikationsabhängig (keine obere Grenze für Liegedauer. Im Rahmen chronischer Schmerztherapie Liegedauer bis zu mehr als 100 Tagen beschrieben)
    - Ambulante Schmerzkatheter grundsätzlich möglich, entsprechende Voraussetzungen müssen erfüllt sein

Anforderungen an einen Nervenstimulator (nach Kaiser)

Elektrische Auslegung:
- Einstellbarer Konstantstrom bei Belastungen von 0,5 – 10 kOhm
- Monophasischer Rechteckausgangsimpuls
- Impulsbreite wählbar (0,1 – 1,0 ms)
- Impulsamplitude (0 – 5,0 mA) exakt justierbar und digitale Anzeige der tatsächlichen Stromstärke
- Impulsfrequenz 1– 2 HZ

Gerätesicherheit:
- Alarm bei Unterbrechung des Stromkreises
- Alarm bei zu hoher Impedanz
- Alarm bei internem Gerätefehler
- Ausgänge eindeutig zugeordnet
- Aussagekräftige Gebrauchsanweisungen mit Angabe der tolerierten Abweichungen

Betreuung peripherer Schmerzkatheter auf der Allgemeinstation

Beispiel zur Dokumentation

BERUFSGENOSSENSCHAFTLICHE UNFALLKLINIK MURNAU
Abteilung für Anästhesie
- **Schmerztherapie** -

Name: _____   Regionalanästhesie: _____

geb.: _____   gelegt am: _____

Station: _____ Zi.Nr.: _____   Haut-Periduralraum (cm): _____

Indikation: _____   Haut-Katheterspitze (cm): _____

_____   Kathetermarke Tunnelende (cm): _____

Bemerkungen:

Datum	Uhrzeit	Anästheticum %	ml (/h)	Einstichstelle	Befinden d. Patienten	VAS[1] in Ruhe	VAS[1] b. Belastung	Unterschrift

Katheter entfernt am: _____   Bakteriologie: ☐ ja ☐ nein

Bemerkungen: _____

Dieses Exemplar ist für die Krankenakte   Unterschrift
Durchschlag bitte zurück an Anästhesieabteilung

1) 10: Max. vorstellbarer Schmerz
   0: kein Schmerz

Anatomie Plexus brachialis

a Truncus superior
   (Rr. ventrales C5 u. C6)
b Truncus medius
   (R. ventralis C7)
c Truncus inferior
   (Rr. ventrales C8 u. Th1)
d Fasciculus lateralis
e Fasciculus posterior
f Fasciculus medialis

1 N. suprascapularis
2 N. musculocutaneus
3 N. axillaris
4 N. radialis
5 N. medianus
6 N. ulnaris
7 N. cutaneus antebrachii medialis
8 N. cutaneus brachii medialis
9 N. intercostobrachialis I
10 N. intercostalis I
11 N. intercostalis II
12 N. thoracicus longus

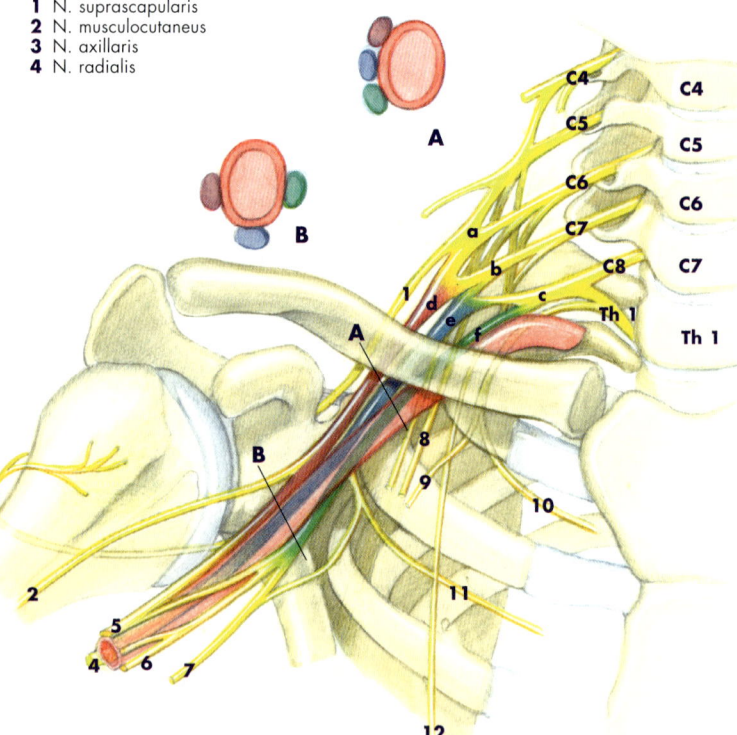

A + B: Schnittebenen in infraklavikulärer und axillärer Region, beachte Lage der Faszikel.

Obere Extremität

Der Plexus brachialis wird aus den ventralen Ästen des Spinalnerven C5 bis Th1 (variabel C4 und Th2) gebildet.

Anästhesietechniken zur Blockade der oberen Extremität

- Interskalenäre Plexusanästhesie (ISB)
- Vertikal infraklavikuläre Plexusanästhesie (VIB)
- N. suprascapularis
- Axilläre Plexusanästhesie
- Blockaden im Oberarmbereich ("mid humeral approach", N. radialis)
- Blockaden im Ellenbeugenbereich (N. radialis, N. musculocutaneus, N. medianus, N. ulnaris)
- Blockaden im Handgelenksbereich (N. radialis, N. medianus, N. ulnaris)

Sensible Versorgung

Sensible Versorgung obere Extremität

1. N. supraclavicularis
2. N. axillaris (cut. brachii lat.)
3. N. intercostobrachialis
4. N. cutaneus brachii med.
5. N. cutaneus antebrachii dorsalis (N. radialis)
6. N. cutaneus antebrachii medialis
7. N. cutaneus antebrachii lateralis (N. musculocutaneus)
8. N. radialis
9. N. ulnaris
10. N. medianus

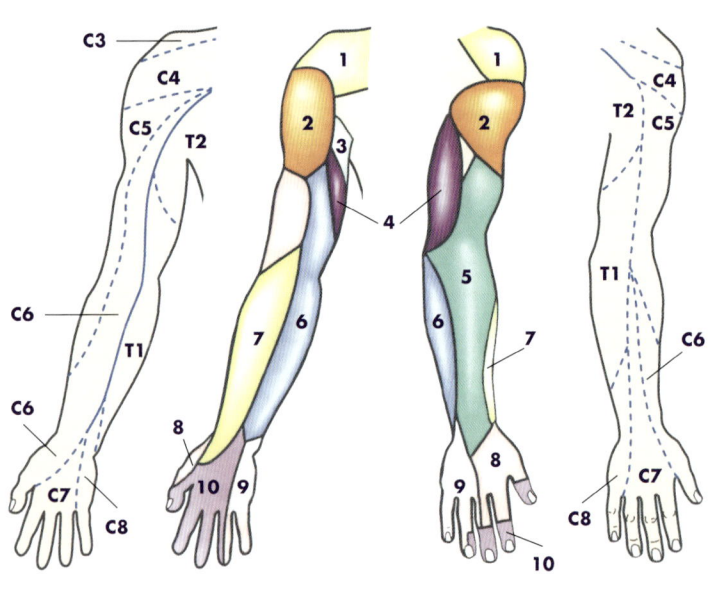

Motorische Reizantwort

Motorische Reizantwort der peripheren Nerven obere Extremität

a N. radialis
b N. medianus
c N. ulnaris
d N. musculocutaneus

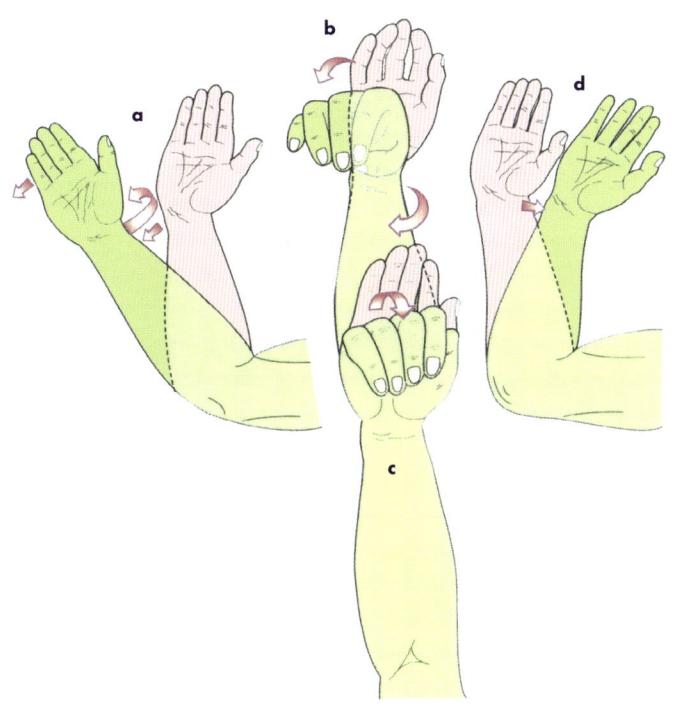

Interskalenäre Plexusanästhesie

(n. Meier)

Leitstrukturen und Durchführung:
Hinterrand des M. sternocleidomastoideus, Skalenuslücke
Rückenlage des Patienten
In Höhe der Incisura thyroidea (ca. 2 cm oberhalb der Höhe des Ringknorpels) befindet sich die Einstichstelle am Hinterrand des M. sternocleidomastoideus, Stichrichtung im Verlauf der Skalenuslücke (nach lateral, kaudal) im Winkel von ca. 30° zur Haut.
Reizantwort: M. deltoideus, M. biceps brachii. Injektion des LA bei 0,3 mA/0,1 ms

Anmerkungen zur Technik:
- Der Zielpunkt befindet sich im mittleren Drittel der Klavikula
- Die A. subclavia markiert das distale Ende der Skalenuslücke. Sie kann getastet oder mit Hilfe eines Gefäßdopplers identifiziert werden

Indikationen:
- Anästhesie und Analgesie der Schulter und/oder des proximalen Oberarmbereichs
- Mobilisation (z. B. frozen shoulder)
- Physiotherapie im Schulterbereich (z. B. postoperativ, nach Mobilisation)
- Therapie von Schmerzsyndromen
- Sympathikolyse

Spezielle Kontraindikationen:
- Kontralaterale Phrenikusparese
- Kontralaterale Rekurrensparese
- COPD (relativ)

Nebenwirkungen: Horner-Syndrom, ipsilaterale Phrenikus-, Rekurrensparese

Lokalanästhetika:
Initial:
30 – 40 ml Prilocain 1 % oder Mepivacain 1 % oder
30 ml Ropivacain 0,75 %
Kontinuierlich:
Ropivacain 0,2 – 0,375 % 6 ml/h (5 – 15 ml), max. 37,5 mg/h
Bolus (alternativ): 10 – 20 ml Ropivacain 0,2 – 0,375 % (ca. alle 6 Stunden)

Kanülen:
Single shot: UP-Kanüle 22 G x 4 – 6 cm
Kontinuierlich: z. B. 19,5 G x 6 cm (Plexolong B-Set®, Fa. Pajunk)
mit 20 G-Katheter (dieser wird 4 cm über die Kanülenspitze vorgeschoben)

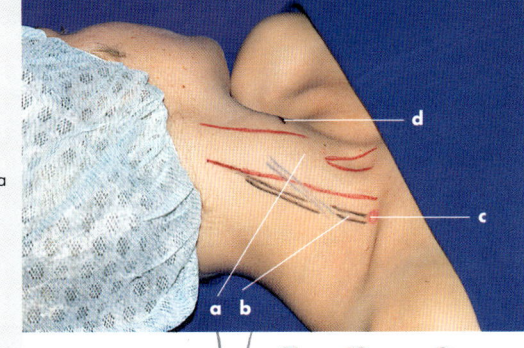

a M. sternocleidomastoideus
b Skalenuslücke
c A. subclavia
d Cartilago cricoidea

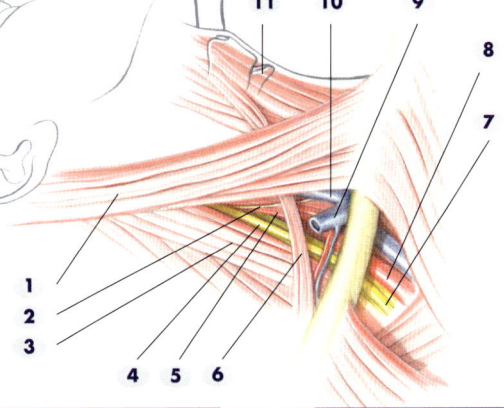

1 M. sternocleidomastoideus
2 N. phrenicus
3 M. scalenus medius
4 Plexus brachialis (Pars supraclavicularis)
5 M. scalenus anterior
6 M. omohyoideus
7 Plexus brachialis (Pars infraclavicularis)
8 A. subclavia
9 V. jugularis externa
10 V. jugularis interna
11 Cartilago cricoidea

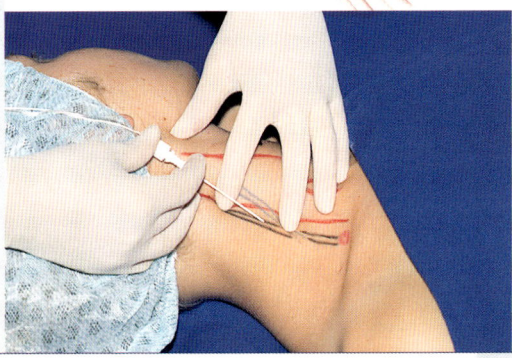

Stichrichtung im Verlauf der Skalenuslücke. 30°-Winkel zur Haut

Infraklavikuläre Plexusanästhesie

(VIB n. Kilka, Geiger und Mehrkens)

Leitstrukturen und Durchführung:
Mitte der Fossa jugularis, ventraler Anteil des Akromions
Rückenlage des Patienten
Die Distanz zwischen der Mitte der Fossa jugularis und dem ventralen Anteil des Akromions wird halbiert und an dieser Stelle muss der Einstich direkt unterhalb der Klavikula und in streng vertikaler Richtung erfolgen, nach ca. 3 cm (max. 5 cm!) wird der Plexus erreicht. Als Stimulationsantwort werden periphere Muskelkontraktionen der Finger bei 0,3 mA/0,1 ms angestrebt.

Anmerkungen zur Technik:
Gefahr des Pneumothorax (Aufklärungspflichtig!)
Aus diesem Grund sind **unbedingt zu vermeiden:**
- Zu mediale Punktion
- Abweichen von der sagittalen (vertikalen) Stichrichtung
- Vorschieben der Kanüle > 6 cm

Technik stets mit Nervenstimulator durchführen. Eine Reizantwort ausschließlich des M. biceps führt zu schlechten Ergebnissen, Kanüle s. c. zurückziehen, leicht nach lateral verschieben und erneut streng sagittal vorschieben.

Indikationen:
- Anästhesie und Analgesie für Eingriffe am Oberarm, Unterarm und der Hand
- Schmerzsyndrome
- Physiotherapeutische Behandlung
- Sympathikolyse

Kontraindikationen:
- Thoraxdeformität
- Disloziert verheilte Klavikulafraktur
- Fremdkörper im Punktionsgebiet (z. B. Schrittmacher, Port etc.)
- Ambulante Eingriffe (Pneumothorax), relativ
- Unbehandelte Gerinnungsstörung

Nebenwirkungen/Komplikationen: Horner-Syndrom, Pneumothorax, Gefäßpunktion

Lokalanästhetika:
Initial:
30 – 40 ml Prilocain 1 % oder Mepivacain 1 % oder
30 ml Ropivacain 0,75 %
Kontinuierlich:
Ropivacain 0,2 – 0,375 % 6 ml/h (5 – 15 ml) max. 37,5 mg/h
Bolus (alternativ): 20 ml Ropivacain 0,2 – 0,375 % (ca. alle 6 Stunden)

Kanülen: Single shot: UP-Kanüle 22 G, 4 – max. 6 cm
Kontinuierlich: z. B. Contiplex D® 18 x 5,5 cm (Fa. Braun-M.) alternativ Plexolong A® 19,5 G x 5 cm mit Katheter (Fa. Pajunk); der Katheter wird 3 – 4 cm über die Kanüle vorgeschoben

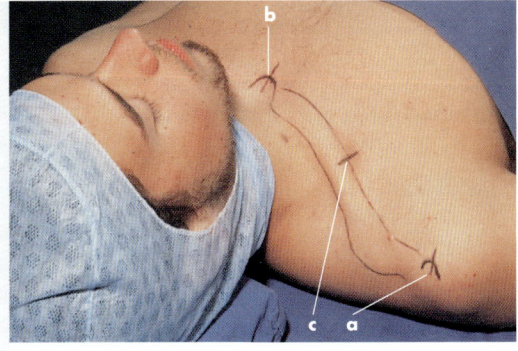

a ventraler Anteil Acromion
b Mitte Fossa jugularis
c 1/2 Strecke

1 N. suprascapularis
2 M. deltoideus
3 Fasciculus lateralis
4 Fasciculus posterior
5 Fasciculus medialis
6 N. pectoralis
7 A. subclavia
8 M. pectoralis major

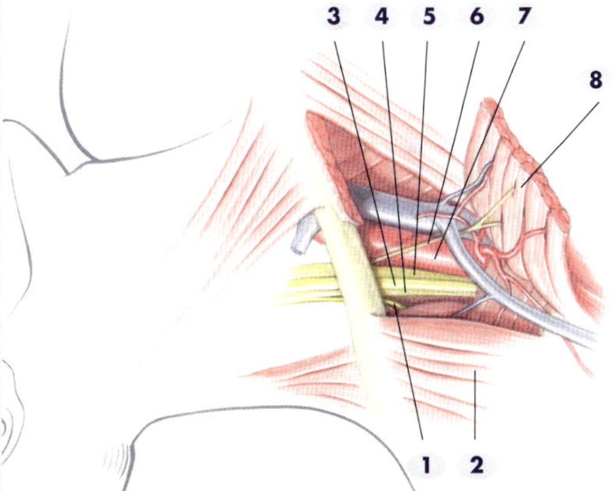

Streng vertikale Punktion (senkrecht zur Unterlage)

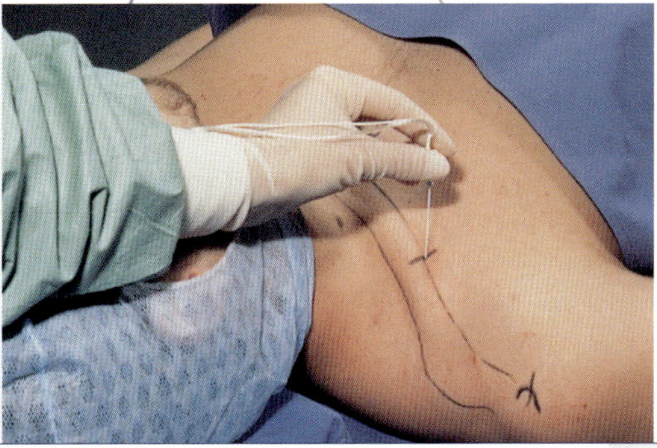

15

N. suprascapularis-Blockade

(n. Meier)

Leitstrukturen und Durchführung:
Spina scapulae: hinterer Anteil des Akromions, mediales Ende der Spina scapulae
Sitzende Position des Patienten, die Hand wird auf die kontralaterale, nicht zu blockierende Schulter gelegt.
Die Linie zwischen dem lateralen hinteren Anteil des Akromions und dem medialen Ende der Spina scapulae wird halbiert. Von diesem Punkt ausgehend liegt die Einstichstelle 2 cm kranial und 2 cm medial. Die UP-Kanüle wird nach lateral-kaudal und nur wenig ventral im Winkel von ca. 30° vorgeschoben (Richtung Humeruskopf) bis nach 3 – 5 cm eine Reizantwort im M. infra- oder supraspinatus bzw. ein (schmerzfreies) "Klopfen" in der Schulter die richtige Nadellage anzeigt.

Anmerkungen zur Technik:
Bei den beschriebenen Leitlinien und der Stichrichtung ist kein Pneumothorax möglich, Aspiration notwendig, um eine intravasale Injektion zu vermeiden (A. suprascapularis, extrem selten).
Die Methode kann auch ohne Nervenstimulation (Knochenkontakt) durchgeführt werden. Sehr gut als kontinuierliche Technik durchführbar.

Indikationen:
- Diagnostisch: Schulterschmerzen unklarer Genese
- Anästhesie: inkomplette interskalenäre Plexusanästhesie
- Schmerztherapie: adhäsive Kapsulitis (frozen shoulder), Arthritis, RM-Ruptur etc.

Spezielle Kontraindikationen: keine

Nebenwirkungen/Komplikationen: keine speziellen

Lokalanästhetika:
Initial:
10 – 15 ml Prilocain 1 % oder Ropivacain 0,75 %
Kontinuierlich:
Ropivacain 0,2 – 0,375 % 6 ml/h (5 – 15 ml) max. 37,5 mg/h
Bolus (alternativ): 10 ml Ropivacain 0,2 – 0,375 % (ca. alle 6 Stunden)

Kanülen:
Single shot: UP-Kanüle 22 G 6 – max. 8 cm lang
Kontinuierlich: z. B. Plexolong B® 19,5 x 6 cm (Fa. Pajunk). Der Katheter wird 3 cm durch die Kanüle vorgeschoben

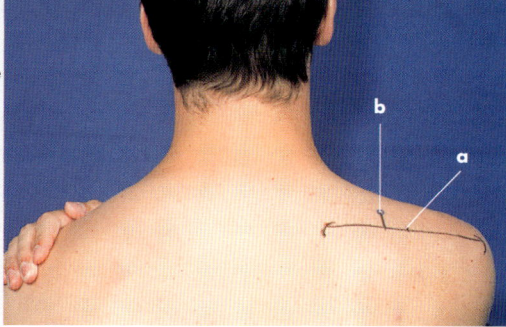

a Mitte Spina scapulae
b Punktionsort
  2 cm medial
  2 cm kranial

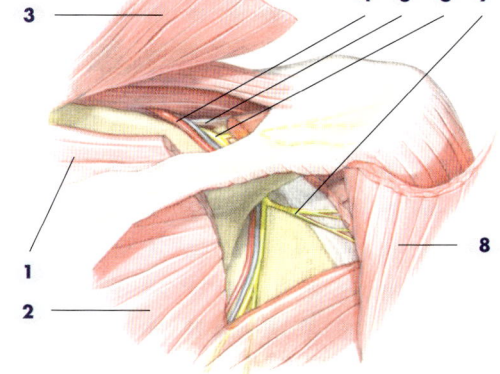

1 M. supraspinatus
2 M. infraspinatus
3 M. trapezius
4 A. suprascapularis
5 Lig. transversum scapulae
6 N. suprascapularis
7 Rr. articulares
8 M. deltoideus

Stichrichtung lateral-kaudal, ca. 30°-Winkel

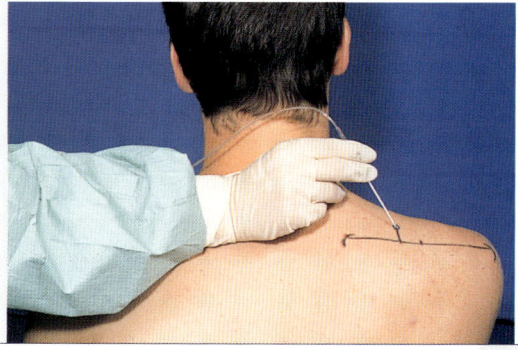

Axilläre Plexusanästhesie

Leitstrukturen und Durchführung:
A. axillaris, M. coracobrachialis
Rückenlage des Patienten, Arm 90° abduziert, außenrotiert, Ellenbogen ca. 90° gebeugt
Aufsuchen der A. axillaris, Palpation der Lücke zwischen A. axillaris und M. coracobrachialis. Nach Inzision der Haut Vorschieben der Kanüle parallel zur und oberhalb der Arterie nach proximal in einem Winkel von 30° – 45° zur Haut (Gefäß-Nervenscheide, "Klick-Phänomen"), Absenken der Kanüle und weiteres Vorschieben. Lagekontrolle ggf. mit Nervenstimulator.

Anmerkungen zur Technik:
Risikoarme Technik, ggf. auch ohne Nervenstimulator durchführbar (Widerstandsverlust zur Identifikation der korrekten Lage). Relativ häufig unzureichende Anästhesie im Versorgungsgebiet des N. radialis, bei Bedarf selektive Blockade als Ergänzung durchzuführen (s.u.).

Indikationen:
- Operationen im Bereich des Arms (distaler Oberarm, Unterarm, Hand)
- (Kontinuierliche) Analgesie
- Physiotherapeutische Behandlung
- Schmerzsyndrome
- Sympathikolyse

Spezielle Kontraindikationen:
keine

Nebenwirkungen/Komplikationen: keine speziellen

Lokalanästhetika:
Initial:
30 – 50 ml Prilocain 1 % oder Mepivacain 1 % oder
40 ml Ropivacain 0,75 %
Kontinuierlich:
Ropivacain 0,2 – 0,375 % 6 ml/h (5 – 15 ml) max. 37,5 mg/h
Bolus (alternativ): 20 ml Ropivacain 0,2 – 0,375 % (ca. alle 6 Stunden)

Kanülen:
Single shot und/oder kontinuierlich: Verweilkanüle mit solidem Stahlmandrin und atraumatischer Spitze (z. B. 18 G, 45°-Schliff, Fa. Pajunk). Katheter wird 5 cm über die Kanülenspitze vorgeschoben; alternativ: Single shot UP-Kanüle 22 G x 4 cm

a M. coracobrachialis
b A. axillaris

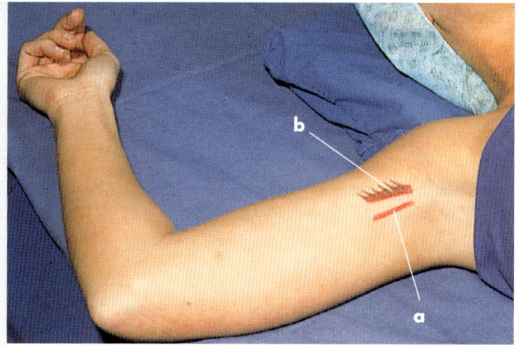

1. M. coracobrachialis
2. N. radialis
3. N. cutaneus antebrachii medialis
4. N. ulnaris
5. A. brachialis
6. N. medianus
7. N. musculocutaneus
8. M. pectoralis major

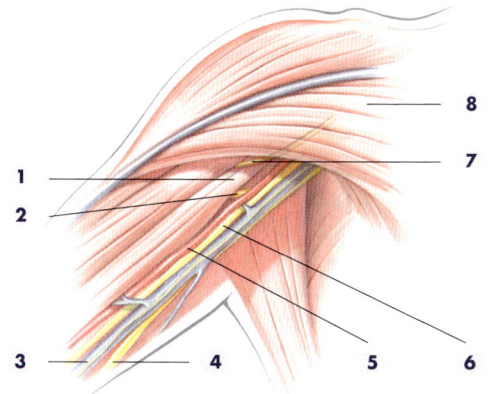

Stichrichtung parallel zur Arterie, 30°- bis 45°-Winkel zur Haut

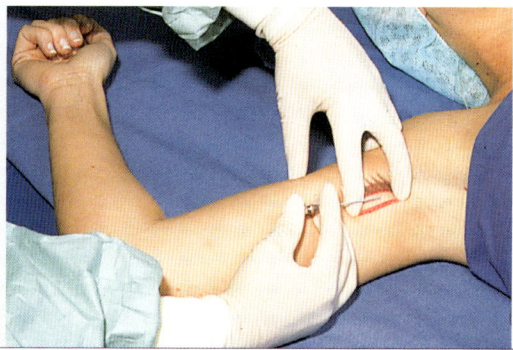

Blockaden im Oberarmbereich Multistimulationstechnik

(Mid humeral approach n. Dupré)

Leitstrukturen und Durchführung:
Übergang vom proximalen zum mittleren Drittel des Oberarms, A. brachialis
Rückenlage des Patienten, Arm ca. 80° abduziert, gestreckt, außenrotiert.
Aufsuchen der A. brachialis am Übergang vom proximalen zum mittleren Drittel des Oberarmes. Die Kanüle wird zwischen den tastenden Fingern und der A. brachialis nach proximal vorgeschoben, bis unter Zuhilfenahme des Nervenstimulators eine Reizantwort des N. medianus erfolgt. Nach Applikation des LA Zurückziehen der Kanüle (s. c.). Senkrecht zur Unterlage medial der Arterie wird anschließend eine Reizantwort des N. ulnaris aufgesucht. Anschließend erfolgt die Blockade des N. radialis mit Stichrichtung der Kanüle auf die Unterkante des Humerus. Der N. musculocutaneus wird durch horizontales Vorschieben der Kanüle unter den Bizepsmuskel blockiert. Hierfür empfiehlt es sich, den Muskelbauch des M. biceps etwas anzuheben.

Anmerkungen zur Technik:
Nicht geeignet als kontinuierliche Technik, erfordert höheren Zeitaufwand, ist grundsätzlich nur mit Nervenstimulator durchzuführen. Kurze Anschlagzeit, häufiger Probleme mit der Blutsperre. Gut geeignet zur selektiven Blockade einzelner Nerven bei inkompletter Plexus brachialis-Anästhesie.

Indikationen:
Anästhesie distaler Oberarm, Ellenbogen und Hand

Spezielle Kontraindikationen:
keine

Lokalanästhetika:
z. B. 10 ml Prilocain 1 % oder Mepivacain 1 % oder Ropivacain 0,75 % für jede einzelne Nervenblockade

Kanülen: UP-Kanüle 22 G x 4 – 6 cm

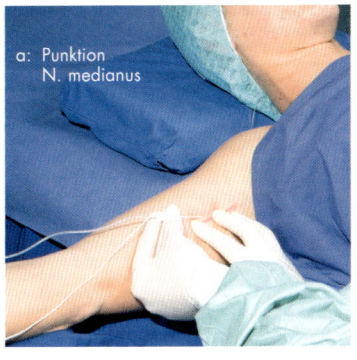

a: Punktion N. medianus

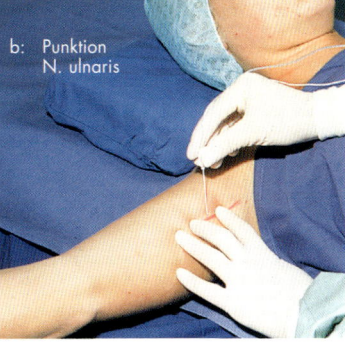

b: Punktion N. ulnaris

1 N. musculocutaneus
2 N. medianus
3 N. ulnaris
4 N. radialis

Alle Einzelblockaden gehen von <u>einer</u> Hautpunktion aus.

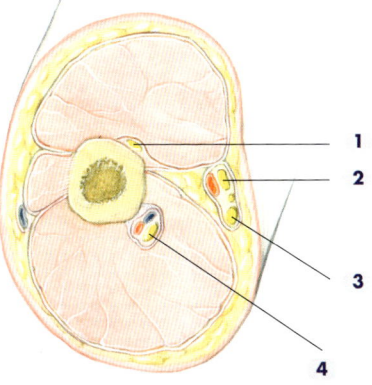

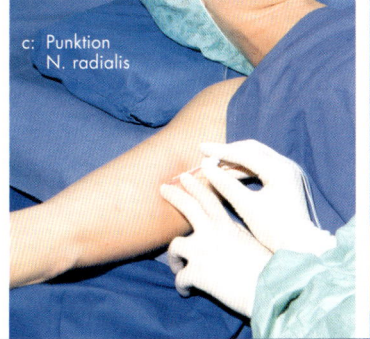

c: Punktion N. radialis

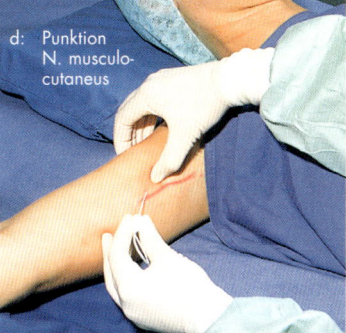

d: Punktion N. musculocutaneus

Blockaden im Oberarmbereich — N. radialis

Leitstrukturen und Durchführung:

Mitte Oberarm
Arm liegt abduziert und außenrotiert (Armstütze). In der Loge zwischen Armbeugern und -streckern an der Innenseite des Oberarms Vorschieben der Kanüle Richtung Unterkante des Humerus. Nach der motorischen Reizantwort Applikation des Lokalanästhetikums

Indikationen:
Inkomplette Plexus brachialis-Blockade,
diagnostische Blockade, Schmerztherapie

Lokalanästhetika:
10 ml Prilocain 1 % oder Mepivacain 1 % oder Ropivacain 0,75 %

Kanülen: UP-Kanüle 22 G x 4 – 6 cm

N. radialis-Blockade
Mitte Oberarm:
Stichrichtung

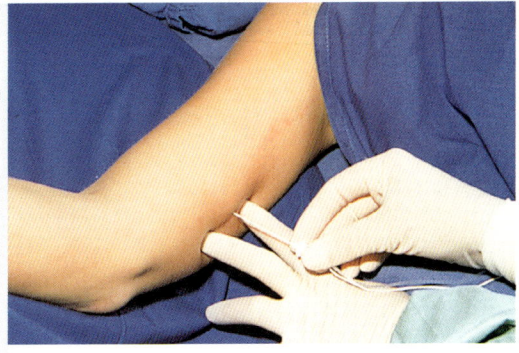

Verlauf des
N. radialis am
Oberarm

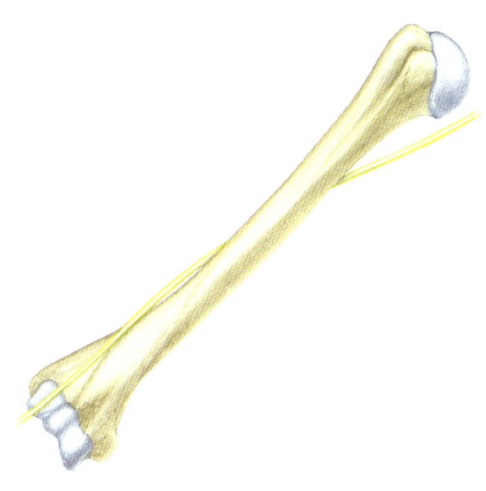

Blockaden im Ellenbeugenbereich — N. radialis

Leitstrukturen und Durchführung:
Gestreckter Arm ausgelagert, außenrotiert und Unterarm supiniert; ca. 1 – 2 cm lateral (radial) der Sehne des M. biceps Vorschieben der Kanüle auf den Epicondylus lateralis bis der Knochenkontakt erreicht ist. Injektion des LA, wenn eine Reizantwort des N. radialis bei 0,3 mA/0,1 ms erfolgt oder das LA fächerförmig beim langsamen Zurückziehen infiltrieren.

Anmerkungen zur Technik:
Bei der Ergänzung einer inkompletten Plexusanästhesie muss die Blockade mit Nervenstimulation durchgeführt werden. Die Blockade ist auch in Kombination mit N. musculocutaneus-Block sinnvoll.

Blockaden im Ellenbeugenbereich — N. musculocutaneus

(Sensible Versorgung der Radialseite des Unterarms)

Leitstrukturen und Durchführung:
Arm gestreckt, außenrotiert, Unterarm supiniert; subkutane Injektion lateral (ulnar) der Bizepssehne auf den Epicondylus humeri lat. zu

Anmerkungen zur Technik:
Die Kombination mit einer N. radialis-Blockade in Höhe des Ellenbogens ist möglich (ein Einstich, eine Kanüle). Häufigster Grund für einen Misserfolg ist eine zu tiefe Injektion!

Für Blockaden im Ellenbeugenbereich sowohl für den N. radialis als auch den N. musculocutaneus gilt:

Indikationen:
- Inkomplette Plexus brachialis-Anästhesie
- Cimino Shunt

Lokalanästhetika:
3 – 5 ml Prilocain 1 % oder Mepivacain 1 % oder Ropivacain 0,75 % je Injektion

Kanüle: 24 G-Kanüle

N. radialis-Blockade 2 – 3 cm Stichrichtung Epicondylus lateralis

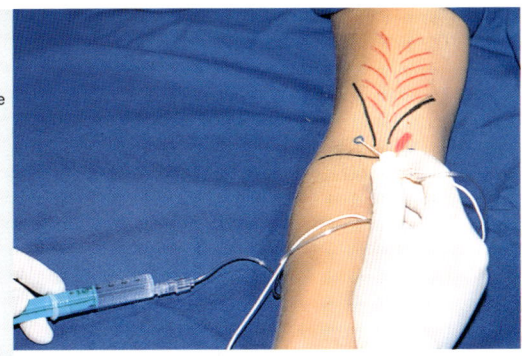

1 N. cutaneus antebrachii lateralis
2 M. brachioradialis
3 N. radialis
4 M. biceps brachii
5 N. medianus
6 N. ulnaris
7 A. brachialis

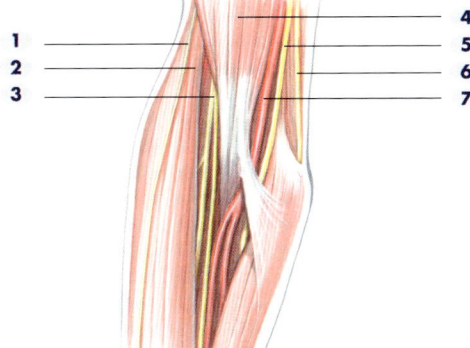

N. musculocutaneus-Blockade Subkutane Infiltration

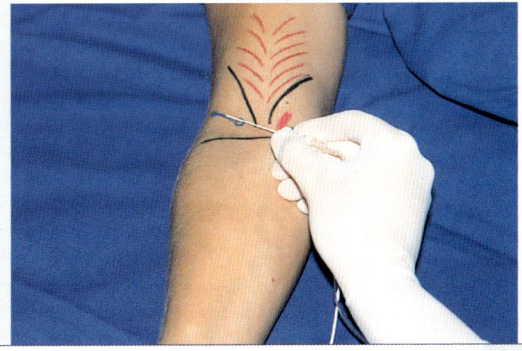

Blockaden im Ellenbeugenbereich — N. medianus

Leitstrukturen und Durchführung:
Gestreckter Arm ausgelagert, außenrotiert, Unterarm supiniert

Der Einstich erfolgt ca. 1 cm medial (ulnar) der A. brachialis mit einer 4 cm langen UP-22 G-Kanüle tangential zum Nerv. Reizantwort des N. medianus in einer Tiefe von 1 – 2 cm. Merke: Mm = Medianus medial der Arterie

Blockaden im Ellenbeugenbereich — N. ulnaris

Leitstrukturen und Durchführung:
(Ellenbeuge, dorsal) der Arm wird abduziert, 30° gebeugt, die Einstichstelle liegt ca. 1 cm proximal des Sulcus ulnaris (zwischen Epicondylus humeri medialis und Proc. coracoideus), Injektion von 5 ml LA bei tangentialer Stichrichtung im Verlauf des N. ulnaris.

Anmerkungen zur Technik:
Der N. ulnaris liegt nur beim gebeugten Ellbogengelenk im Sulcus nervi ulnaris. Druck und Parästhesien vermeiden, der Nerv ist sehr empfindlich! Durchführung mit UP-Kanüle (22 G, 5 cm) und Nervenstimulation wird empfohlen.

Für Blockaden im Ellenbeugenbereich sowohl für den N. medianus als auch den N. ulnaris gilt:

Indikationen:
Inkomplette Plexusanästhesie, diagn. Blockade, Schmerztherapie

Lokalanästhetika:
3 – 5 ml Prilocain 1 % oder Mepivacain 1 % oder Ropivacain 0,75 % je Injektion

Kanüle: 24 G-Kanüle

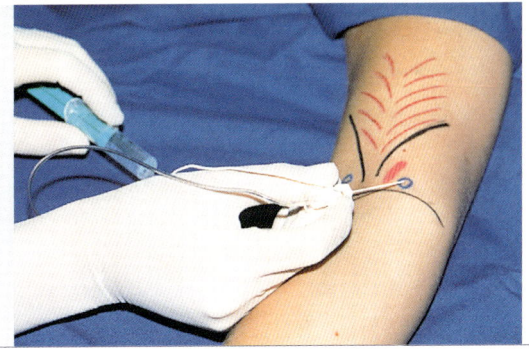

N. medianus-Blockade
ca. 1 cm medial
der A. brachialis

N. ulnaris

1 N. ulnaris
2 Epicondylus medialis humeri
3 Olecranon

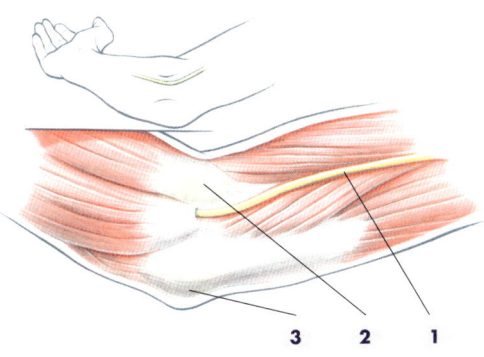

N. ulnaris-Blockade
ca. 1 cm proximal
des Sulcus ulnaris

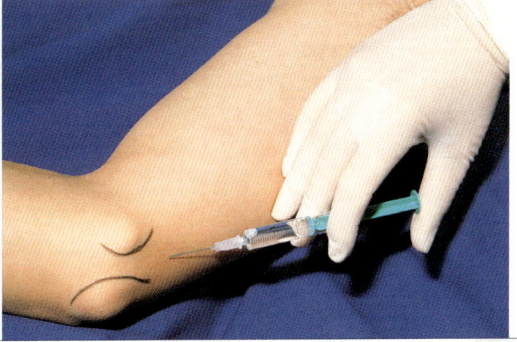

Blockaden im Handgelenksbereich — N. medianus
(sog. „Handblock")

Leitstrukturen und Durchführung:
Die Injektion erfolgt beugeseitig zwischen den Sehnen des M. flexor carpi radialis und des M. palmaris longus (kann gelegentlich fehlen). Nach Auslösen von Parästhesien wird die 25 G-Kanüle ein wenig zurückgezogen und es werden 5 ml Lokalanästhetikum appliziert.

Lokalanästhetika:
3 – 5 ml Prilocain 1 % oder Mepivacain 1 % oder Ropivacain 0,75 % je Injektion

Blockaden im Handgelenksbereich — N. ulnaris
(sog. „Handblock")

Leitstrukturen und Durchführung:
Der gestreckte Arm wird ausgelagert, außenrotiert und der Unterarm supiniert. An der Volarseite des Handgelenks ca. 3 – 4 cm oberhalb der Handwurzel wird die Kanüle zwischen die Sehne des M. flexor carpi ulnaris und die A. ulnaris vorgeschoben. Nach Auslösen von Parästhesien wird die Kanüle ein wenig zurückgezogen und es werden 3 ml Lokalanästhetikum injiziert.

Lokalanästhetika:
3 – 5 ml Prilocain 1 % oder Mepivacain 1 % oder Ropivacain 0,75 % je Injektion

N. medianus-Blockade

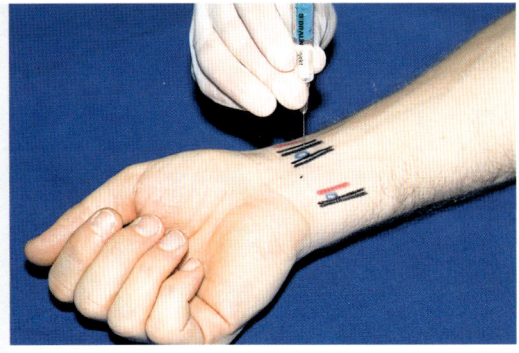

1 Os pisiforme
2 N. ulnaris
3 A. ulnaris
4 M. flexor carpi ulnaris
5 Tendo musculi palmaris longi
6 Tendo musculi flexoris carpi radialis
7 N. medianus
8 A. radialis

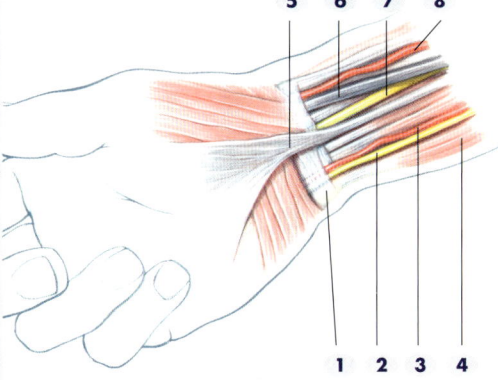

N. ulnaris-Blockade

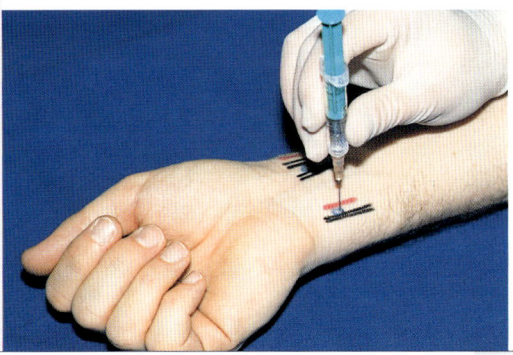

Blockaden im Handgelenksbereich — N. radialis

(sog. „Handblock")

Leitstrukturen und Durchführung:
Gestreckter Arm ausgelagert, außenrotiert, Unterarm supiniert
3 – 4 Querfinger oberhalb der Handwurzel wird ein subkutaner Wall an der Radialseite des Handgelenks injiziert.

Lokalanästhetika:
10 ml Prilocain 1 % oder Mepivacain 1 % oder Ropivacain 0,75 %

N. radialis-Blockade subkutaner Wall

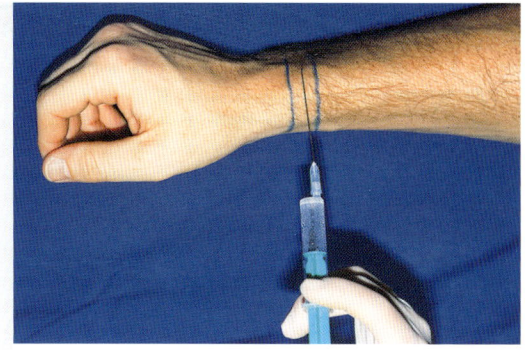

1 R. superficialis N. radialis
2 A. radialis

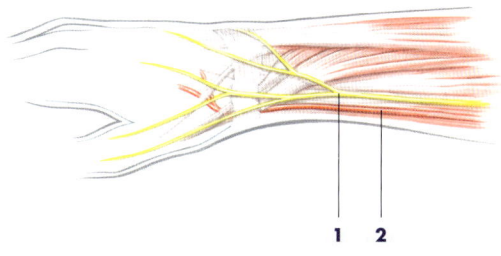

Plexus lumbosacralis

1. N. iliohypogastricus
2. N. ilioinguinalis
3. N. genitofemoralis
4. N. cutaneus femoris lateralis
5. N. femoralis
6. N. obturatorius
7. N. ischiadicus
8. N. pudendus

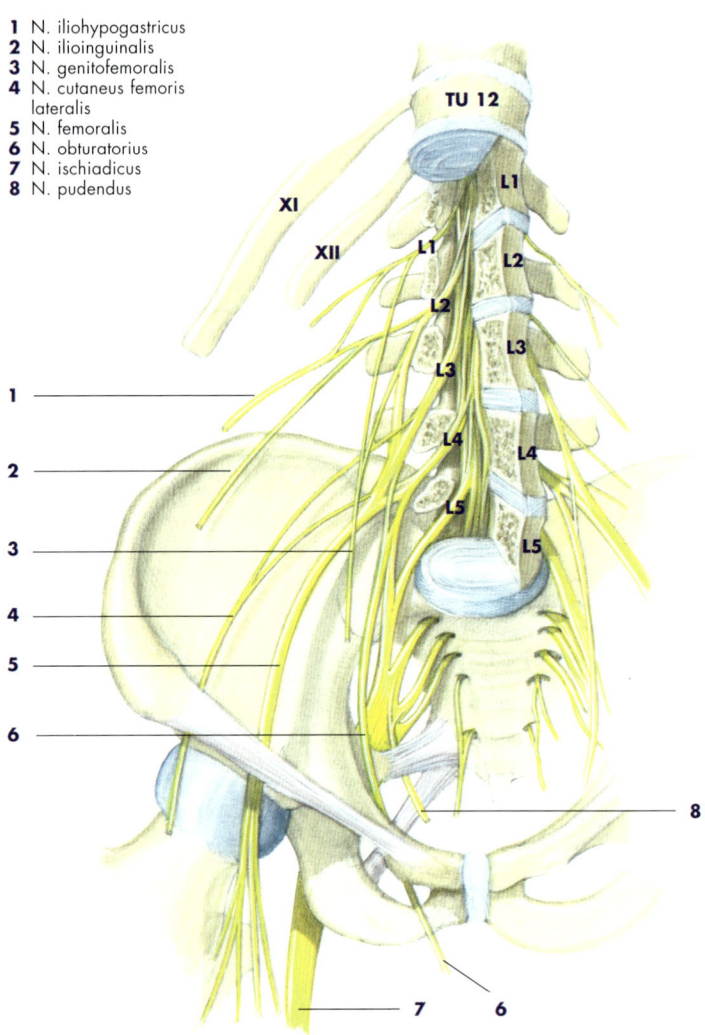

Untere Extremität

Der Plexus lumbalis wird von den ventralen Ästen der oberen Spinalnerven L1 – L4 gebildet.

Plexus lumbalis
Anästhesierelevante Nerven für die untere Extremität:
N. cutaneus femoris lateralis, N. femoralis (sensibler Endast: N. saphenus), N. obturatorius

Anästhesietechniken:
- Psoaskompartment-Blockade
- Inguinale N. femoralis-Blockade (sog. „3in1-Block")
- N. cutaneus femoris lateralis-Blockade
- N. obturatorius-Blockade

Plexus lumbosacralis

1. N. cutaneus femoris posterior
2. N. ischiadicus
3. N. iliohypogastricus
4. N. ilioinguinalis
5. N. cutaneus femoris lateralis
6. N. genitofemoralis
7. N. obturatorius
8. N. femoralis

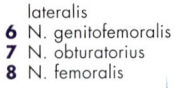

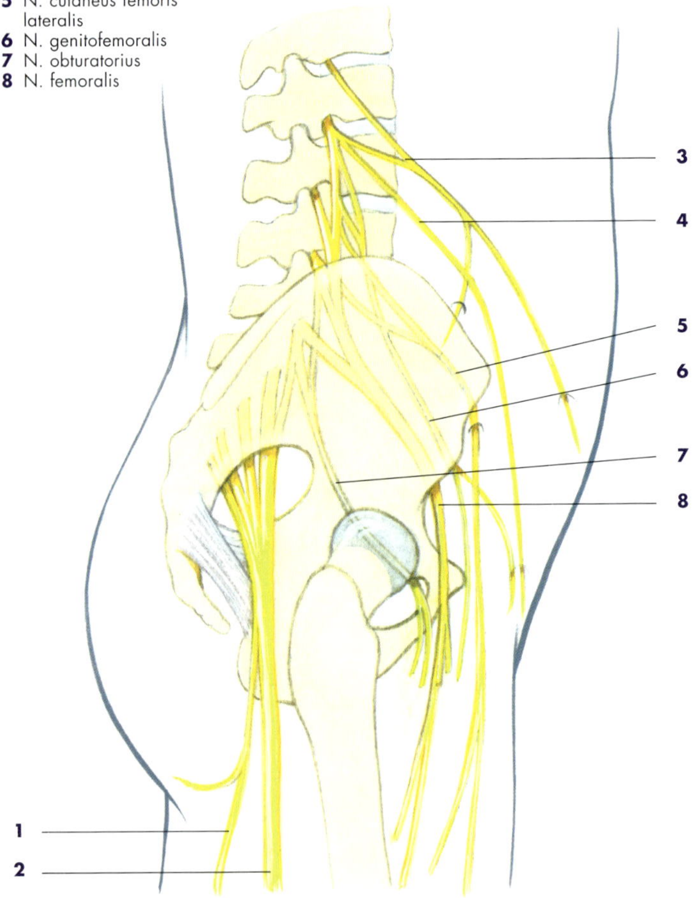

Untere Extremität

Der Plexus sacralis wird aus den ventralen Ästen der Spinalnerven L4 und L5 (Truncus lumbosacralis) und S1 – S3 gebildet.

Plexus sacralis
Anästhesierelevante Nerven für die untere Extremität:
N. cutaneus femoris posterior, N. ischiadicus (N. fibularis, N. tibialis)
Anmerkung: N. fibularis = N. peronaeus

Anästhesietechniken:
- Proximale Ischiadikusblockade (transgluteal, dorsal, anterior)
- Distale Ischiadikusblockade
- Distale Nervenblockaden (N. fibularis, N. tibialis)
- Sog. Fußblock

Sensible Versorgung untere Extremität

1 N. cutaneus femoris lateralis
2 N. femoralis
3 N. peronaeus
4 N. saphenus
5 N. ischiadicus
6 N. cutaneus femoris posterior
7 N. obturatorius
8 N. tibialis posterior
9 N. fibularis superficialis
10 N. suralis
11 N. fibularis profundus
12 N. plantaris medialis
13 N. plantaris lateralis (N. tibialis)

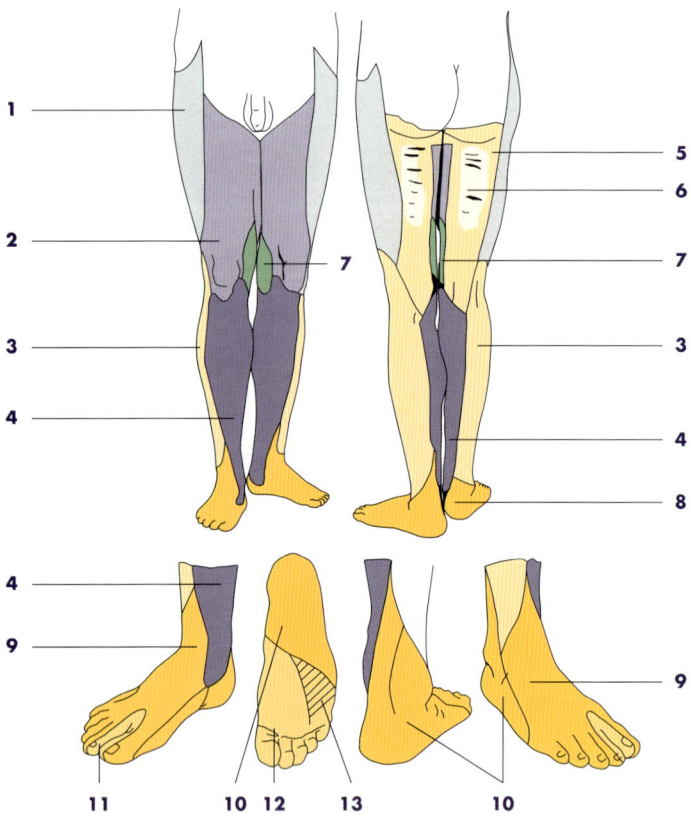

Blau: Versorgungsgebiet des N. femoralis und seiner Äste. Gelb: Versorgungsgebiet des N. ischiadicus und seiner Äste. Grau: Versorgungsgebiet des N. cutaneus femoris lateralis. Grün: Versorgungsgebiet des N. obturatorius.

Sensible Versorgung knöcherne Struktur

1. N. ischiadicus
2. N. obturatorius
3. N. tibialis
4. N. femoralis
5. N. peronaeus/ fibularis communis

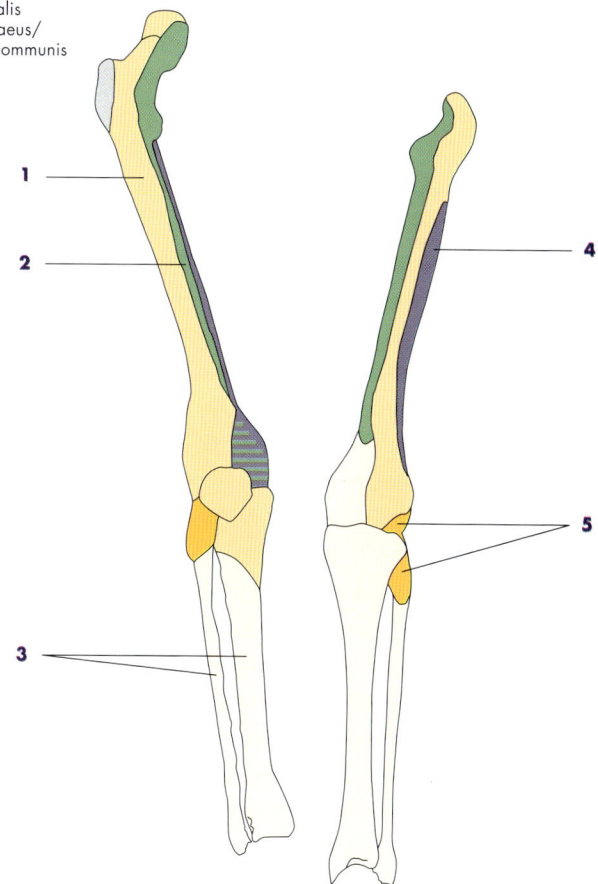

Blau: Versorgungsgebiet des N. femoralis und seiner Äste. Gelb: Versorgungsgebiet des N. ischiadicus und seiner Äste. Grün: N. obturatorius (Innervation variabel)

Psoaskompartment-Block

(n. Chayen)

Leitstrukturen und Durchführung:
Dornfortsatz L4
Seitenlage des Patienten, mit angewinkelten Beinen und kyphosiertem Rücken, das zu blockierende Bein liegt oben.
Der Punktionsort wird bestimmt, indem eine 3 cm lange interspinale Linie vom Dornfortsatz L4 nach kaudal gezogen wird. Von diesem Punkt aus wird eine weitere Linie 5 cm im rechten Winkel nach lateral gezogen und markiert. Zur Kontrolle wird die Spina iliaca posterior getastet, die in unmittelbarer Nähe liegen muss. An der markierten Punktionsstelle wird die UP-Kanüle in streng sagittaler Richtung vorgeschoben, bei Knochenkontakt nach ca. 4 – 6 cm am Querfortsatz des 5. LWK sollte die Stichrichtung nach kranial korrigiert werden. Dann erfolgt das weitere Vorschieben der Nadel, bis nach ca. 7 – 11 cm Kontraktionen des M. quadriceps sichtbar werden, die bei 0,3 mA/0,1 ms die unmittelbare Nähe der Nadelspitze zum N. femoralis anzeigen. Anschließend erfolgt die Injektion einer Testdosis des LA zum Ausschluss einer intraspinalen Lage.

Anmerkungen zur Technik:
- Effektivste Methode der Plexus lumbalis-Blockade
- Bei Orientierung an L3 keine Verbesserung der Anästhesiequalität, aber subkapsuläres Hämatom der Niere möglich
- Bei Injektionstiefe > 12 cm peritoneale Injektion möglich
- Auch bei hohen LA-Volumina keine komplette Plexus sacralis (N. ischiadicus)-Blockade

Indikationen:
- In Kombination mit einem proximalen Ischiadikusblock alle Eingriffe am Bein (einschließlich Endoprothetik)
- Wundversorgung im ventralen und lateralen Bereich, Hauttransplantation im Oberschenkelbereich
- Mobilisation, Krankengymnastik
- Schmerztherapie (z. B. Hüft-, Knieoperation)

Spezielle Kontraindikationen:
keine

Nebenwirkungen/Komplikationen: Spinalanästhesie, epidural ähnliche Ausbreitung

Lokalanästhetika:
Initial:
40 – 50 ml Prilocain 1 % oder Mepivacain 1 % oder 30 ml Ropivacain 0,75 %
Kontinuierlich:
6 ml (5 – 15ml) Ropivacain 0,2 – 0,375 %, max. 37,5 mg/h oder
Bolus (alternativ): 20 ml Ropivacain 0,2 – 0,375 % (ca. alle 6 Stunden)

a Beckenkamm
b Dornfortsatz L4
c Spina iliaca post. sup.
d Punktionsort 3 cm kaudal und 5 cm lateral vom Dornfortsatz L4

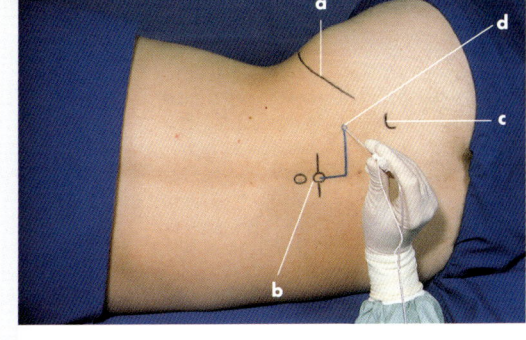

1 Plexus lumbalis
2 M. psoas major
3 Fascia iliaca
4 Processus transversus (Processus costalis)
5 autochthone Rückenmuskulatur

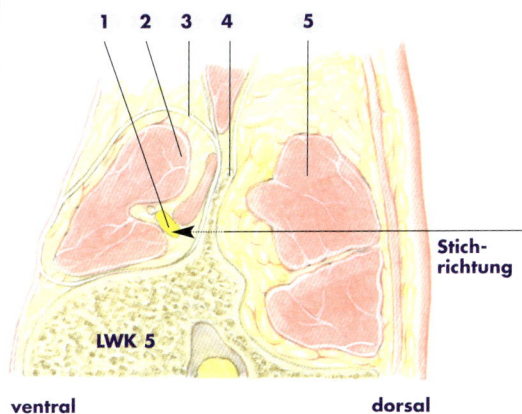

Stichrichtung

LWK 5

ventral **dorsal**

Kanülen:
z. B. UP-Kanüle 22 G,12 cm
Kontinuierlich: z. B. Plexolong B® 19,5 G,12 cm (Fa. Pajunk), UP 18 G/22 G, 11 cm (Fa. Braun-M.)
Kontinuierlich: Katheter wird 5 cm über die Kanüle nach kaudal vorgeschoben

Inguinale N. femoralis-Blockade

(sog. 3in1-Technik n. Winnie, kontinuierliche Technik n. Rosenblatt)

Leitstrukturen und Durchführung:
Leistenfalte, Arteria femoralis (Merke: IVAN = Innen Vene Arterie Nerv)
Rückenlage des Patienten, das Bein liegt abduziert und außenrotiert. Der Punktionsort ist 2 cm unterhalb der Leistenfalte, 1,5 cm lateral der Arterie. Die Stimulationskanüle wird an dieser Stelle im Winkel von 30° nach kranial vorgeschoben, bis ein zweimaliger Widerstandsverlust (sog. Doppelklick) den Durchtritt durch die Faszia lata und die Faszia iliaca anzeigt. Die motorische Reizantwort des N. femoralis im M. quadriceps und ein sog. "Tanzen" der Patella bei 0,3 mA/0,1 ms zeigen die unmittelbare Nähe der Nadelspitze zum Nerv an.

Anmerkungen zur Technik:
Reizantwort im M. sartorius führt zu "Anästhesieversagern" (unbedingt Patella beachten), intraneurale Injektion ist zu vermeiden (Nervenstimulation).

Indikationen:
- In Kombination mit einem proximalen Ischiadikusblock alle Eingriffe am Bein
- Wundversorgung, Hauttransplantation am ventralen Oberschenkel, Mobilisation, Krankengymnastik
- Schmerztherapie (Femurschaftfrakturen, Kniegelenkoperationen, z. B. Synovektomie, vordere Kreuzbandplastik; Schmerzreduktion bei SHF)

Spezielle Kontraindikationen:
keine

Relative Kontraindikationen:
Zustand nach z. B. fem. poplitealem Bypass (Hilfsmittel: Doppler, Sono), Lymphome in der Leiste

Lokalanästhetika:
Initial:
30 – 40 ml Prilocain 1 % oder Mepivacain 1 % oder Ropivacain 0,75 %
Kontinuierlich:
6 ml (5 – 15 ml) Ropivacain 0,2 – 0,375 %, max. 37,5 mg/ml oder Bolus (alternativ): 20 ml Ropivacain 0,2 – 0,375 % (ca. alle 6 Stunden)

Kanülen:
z. B. Kombinationsnadel® 18 G, 5 cm (Fa. Pajunk) oder 5,5 cm Contiplex D® (Fa. Braun)
Kontinuierlich: Der Katheter wird 5 cm über das Kanülenende vorgeschoben

a A. femoralis
b Punktionsort

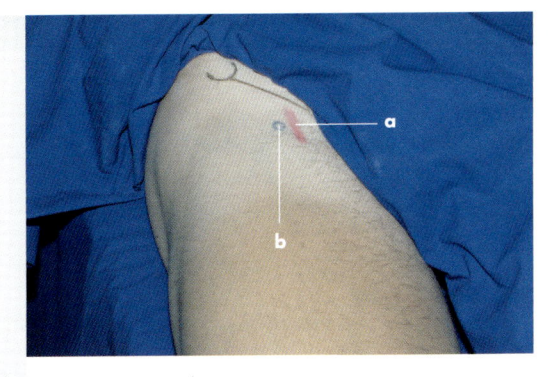

1. N. cutaneus femoris lateralis
2. M. psoas major
3. N. femoralis
4. N. obturatorius
5. A. femoralis

Stichrichtung 30°-Winkel, parallel zur A. femoralis

41

N. obturatorius-Blockade

Der Ramus anterior (superficialis) innerviert die anterioren Adduktoren, z. T. Hüftgelenk und in wechselnder Ausdehnung einen Hautstreifen an der Innenfläche des Oberschenkels.
Der Ramus posterior (profundus) innerviert die tiefen Adduktoren und (variabel) mediale Anteile des Kniegelenks.

Leitstrukturen und Durchführung:
Rückenlage des Patienten, das Bein wird abduziert.
Palpation der Sehne des M. adductor longus. Einstich der Stimulationskanüle erfolgt unmittelbar ventral des proximalen Sehnenansatzes.
Vorschieben der UP-Kanüle nach kranial im Winkel von ca. 45° zur Körperlängsachse (Richtung Spina iliaca ant. sup.) und etwas nach dorsal. Nach 4 – 8 cm zeigen Kontraktionen der Adduktoren bei 0,3 mA/0,1 ms die Nähe des N. obturatorius an.
Eine Kathetertechnik ist möglich, der Katheter wird 3 – 4 cm nach kranial vorgeschoben.

Indikationen:
- TUR von Blasenseitenwandtumoren
- Inkomplette Plexus lumbalis ("3in1")-Blockade
- Diagnostik und Therapie von Schmerzsyndromen im Bereich des Hüftgelenks
- Adduktorenspasmus

Spezielle Kontraindikationen:
keine

Lokalanästhetika:
10 – 15 ml Prilocain 1 % oder Mepivacain 1 % oder Ropivacain 0,75 %

Kanülen: 10 cm, 20 G-UP-Kanüle

a A. femoralis
b Sehne des M. adductor longus

1 N. cutaneus femoris lateralis
2 M. psoas major
3 N. femoralis
4 N. obturatorius
5 A. femoralis

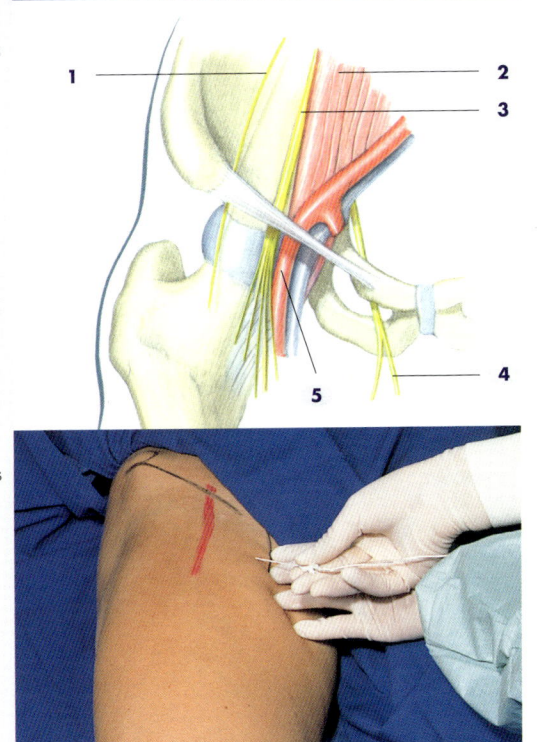

Punktion ventral des Sehnenansatzes nach kranial-dorsal (4 – 8 cm tief)

43

Transgluteale Ischiadikusblockade

(n. Labat)

Leitstrukturen und Durchführung:
Trochanter major, Spina iliaca posterior superior
Seitenlagerung des Patienten auf die nicht zu blockierende Seite, das untere Bein wird gestreckt, das zu blockierende Bein gebeugt. Die Verbindungslinie zwischen Spina iliaca post. sup. und Trochanter major wird halbiert. Vom Mittelpunkt aus wird eine 5 cm lange senkrechte Linie nach medial gezogen. Der Endpunkt markiert die Einstichstelle. Die Stimulationskanüle wird senkrecht zur Hautoberfläche vorgeschoben. Nach 5 – 10 cm zeigen Kontraktionen des Fußhebers (N. fibularis communis) bzw. -senkers (N. tibialis) bei 0,3 mA/0,1 ms die richtige Nadellage in unmittelbarer Nähe des N. ischiadicus an.

Anmerkungen zur Technik:
- Gefäßpunktion möglich (A. glutaea inf.)
- Häufig wird zunächst der M. glutaeus maximus stimuliert (LA nur bei einer Reizantwort im Unterschenkel/Fuß injizieren)

Indikationen:
- In Kombination mit einer Plexus lumbalis-Blockade alle Eingriffe am Bein
- Schmerztherapie (Kniegelenk beugeseitig, Unterschenkel)
- Sympathikolyse

Spezielle Kontraindikationen:
keine

Relative Kontraindikation:
Gerinnungsstörung
(cave: A. glutaea inf.)

Lokalanästhetika
30 – 40 ml Prilocain 1% oder Mepivacain 1 % oder
30 ml Ropivacain 0,75 %

Kanülen:
z. B. UP 20 G 10 oder 15 cm lang, 30°- oder 15°-Schliff

- **a** Trochanter major
- **b** Spina iliaca post. sup.
- **c** Punktionsort Stichrichtung senkrecht zur Haut, 5 – 10 cm tief

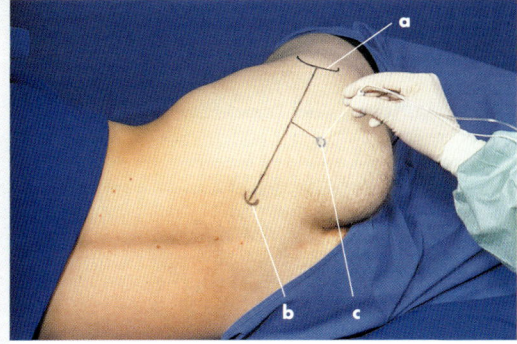

1 M. piriformis
2 N. ischiadicus

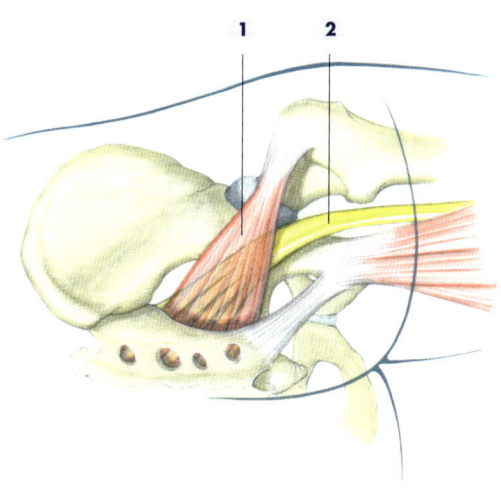

Dorsale (proximale) Ischiadikusblockade

(n. Raj)

Leitstrukturen und Durchführung:
Trochanter major, Tuber ischiadicum
Rückenlage des Patienten, das Bein in Steinschnittposition (Hüfte und Knie ca. 90° gebeugt) und von einem Assistenten gehalten. Die Verbindungslinie zwischen Trochanter major und Tuber ischiadicum wird halbiert. Der Mittelpunkt markiert die Einstichstelle. Die Stimulationskanüle wird senkrecht zur Hautoberfläche nach kranial vorgeschoben. Nach 5 – 10 cm wird die korrekte Nadellage durch Kontraktionen der Fußheber (N. fibularis) bzw. -senker (N. tibialis) angezeigt (0,3 mA/0,1 ms).

Anmerkungen zur Technik:
Vorteil: Der Patient kann in Rückenlage verbleiben, die Technik ist leicht zu erlernen; das Bein kann auch in einer Beinhalterung gelagert werden. Eine kontinuierliche Technik ist möglich.

Indikationen:
- In Kombination mit einer Plexus lumbalis-Blockade alle Eingriffe am Bein
- Schmerztherapie
- Sympathikolyse

Spezielle Kontraindikationen:
keine

Lokalanästhetika :
Initial:
30 ml Prilocain 1 % oder Mepivacain 1 % oder
20 – 30 ml Ropivacain 0,75 %
Kontinuierlich:
6 ml (5 – 15 ml) Ropivacain 0,2 – 0,375 % max. 37,5 mg/h oder
Bolus (alternativ): 20 ml Ropivacain 0,2 – 0,375 % (ca. alle 6 Stunden)

Kanülen: 10 cm, 20 G, 30°- oder 15°-UP-Kanüle
Kontinuierlich: z. B. 19,5 G, 10 cm Facettenschliff, Plexolong-Set® (Fa. Pajunk).
Der Katheter wird 4 – 5 cm nach kranial vorgeschoben

- **a** Punktionsort Mitte zwischen Trochanter major und Tuber ischiadicum
- **b** Trochanter major
- **c** Tuber ischiadicum

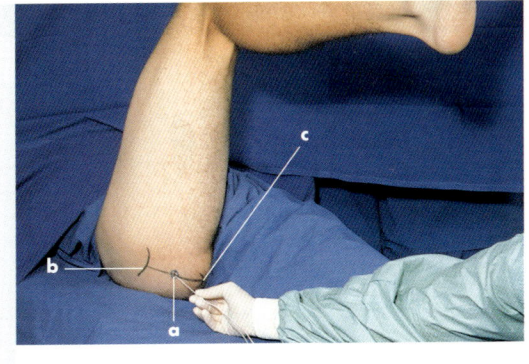

1. N. ischiadicus
2. Trochanter major
3. Tuber ischiadicum

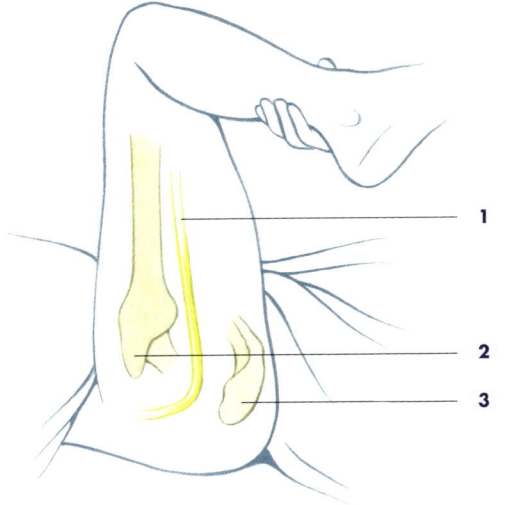

Anteriorer (ventraler) Ischiadikusblock

(n. Meier)

Leitstrukturen und Durchführung:
Spina iliaca anterior superior, Mitte der Symphyse, Trochanter major, Muskelloge zwischen M. sartorius und M. rectus femoris
Rückenlage des Patienten, Bein in Neutralstellung. Die Verbindungslinie zwischen Spina iliaca anterior superior und der Mitte der Symphyse wird in drei Abschnitte unterteilt. Eine Parallele zu dieser Linie wird durch den mittleren Anteil des Trochanter major gezogen. Vom Übergang des medialen (Symphyse-nahen) zum mittleren Drittel wird eine Senkrechte kaudalwärts gezogen. Die Schnittstelle ist die Einstichstelle. In diesem Bereich wird zwischen M. sartorius und M. rectus femoris eine Muskelloge getastet. Die Kanüle wird im Winkel von ca. 60° nach kranial ca. 8 – max. 15 cm vorgeschoben. Knochenkontakt wird vermieden. Bei einer motorischen Reizantwort am Fuß (0,3 mA/0,1 ms) liegt die Nadelspitze in unmittelbarer Nähe des N. ischiadicus.

Anmerkungen zur Technik:
Die Identifikation der Muskelloge ist sehr wichtig, denn durch vertikalen Druck ("Zweifingergriff") in diese Lücke werden die Gefäße nach medial verdrängt und der Abstand zum Nerv verkürzt.

Indikationen:
- In Kombination mit einem Plexus lumbalis-Block alle Eingriffe am Bein
- Schmerztherapie (auch als kontinuierliche Technik)
- Sympathikolyse

Spezielle Kontraindikationen:
keine

Lokalanästhetika:
Initial:
30 – 40 ml Prilocain 1 % oder Mepivacain 1 % oder 20 – 30 ml Ropivacain 0,75 %
Kontinuierlich:
6 ml (5 – 15 ml) Ropivacain 0,2 – 0,375 % max. 37,5 mg/h oder Bolus (alternativ): 20 ml Ropivacain 0,2 – 0,375 % (ca. alle 6 Stunden)

Kanülen:
UP 20 G, 15 cm, 30°- oder 15°-Schliff
Kontinuierlich: z. B. UP 19,5 G, 15 cm Facettenschliff, Plexolong-Set® (Fa. Pajunk), mit 20 G-Katheter. Der Katheter wird durch die Kanüle 4 cm vorgeschoben

a Verbindungslinie Spina iliaca ant. sup. – Mitte Symphyse
b Trochanter major
c Punktionsort

---

1 M. rectus femoris
2 M. sartorius
3 N. femoralis
4 A. femoralis
5 V. femoralis
6 N. ischiadicus

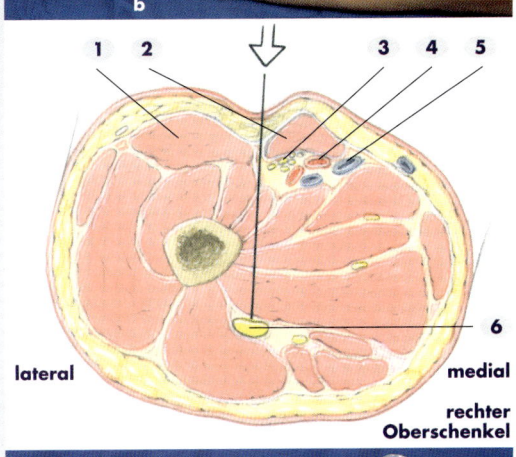

lateral   **medial**

rechter Oberschenkel

Stichrichtung beachte „Zweifingergriff" in Muskelloge, Nerv in 8 – 15 cm Tiefe

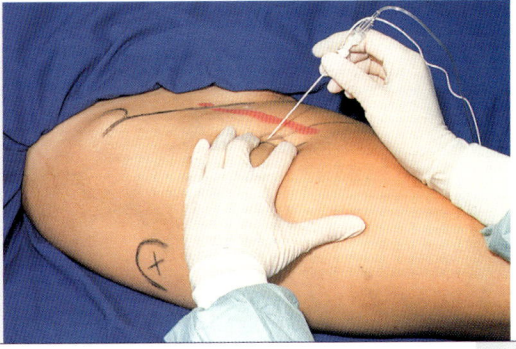

Distale Ischiadikusblockade

(n. Meier)

Leitstrukturen und Durchführung:
Kniekehlenfalte, Fossa poplitea (lateral: M. biceps femoris, medial: M. semimembranosus, M. semitendinosus), A. poplitea
Seitenlage des Patienten, das untere Bein wird in Hüfte und Knie gebeugt, das obere zu blockierende Bein gestreckt und ein Lagerungskissen zwischen die Beine gelegt. Alternativ: Rückenlage, das Bein in der Hüfte und dem Knie gebeugt.
In der Kniekehlenfalte wird der Daumen und der Mittelfinger auf die Epicondylen gelegt und mit dem Zeigefinger ein etwa gleichschenkeliges Dreieck nach kranial gebildet. Diese Begrenzung entspricht in etwa der oberen Begrenzung der Fossa poplitea ca. 8 – 12 cm proximal der Kniekehlenfalte. 1 – 2 cm lateral der Dreiecksspitze **unmittelbar medial der Sehne des M. biceps femoris** ist die Einstichstelle. Die Kanüle wird in einem Winkel von 30° – 45° zur Haut nach kranial und etwas nach medial vorgeschoben. Eine Reizantwort nach 4 – 6 cm im Fuß (N. peronaeus-Dorsalflexion, N. tibialis-Plantarflexion) bei 0,3 mA/0,1 ms zeigt die unmittelbare Nähe des Nervs an.

Anmerkungen zur Technik:
N. ischiadicus verläuft immer lateral von der A. poplitea. Reihenfolge von lateral nach medial: M. biceps femoris, N. fibularis communis, N. tibialis, A. poplitea. Bei einer Unterschenkelblutleere ist ein zusätzlicher N. saphenus-Block sinnvoll (s. S. 52). Als kontinuierliche Technik (distaler Ischiadicus-Katheter, DIK) besonders gut geeignet.
Hinweis: N. ischiadicus hat einen hohen Anteil an sympathischen Fasern. Die Sympathikolyse kann therapeutisch genutzt werden.

Indikationen:
- Anästhesie zur Operation am Fuß/ Sprunggelenk
- Anästhesie/Schmerztherapie distal des Knies
- Postop. Schmerztherapie (Fuß/Sprunggelenk)
- Schmerztherapie/Sympathikolyse (Algodystrophie, Achillodynie, diab. Gangrän, Durchblutungs- oder Wundheilungsstörungen, CRPS1)

Spezielle Kontraindikationen:
Keine

Lokalanästhetika:
Initial:
30 – 40 ml Prilocain 1% oder Mepivacain 1% oder 30 ml Ropivacain 0,75%

- **a** Sehne des M. biceps femoris
- **b** A. poplitea
- **c** Punktionsort ca. 8 – 10 cm proximal der Kniekehlenfalte, 45°-Winkel, Nerv in ca. 4 – 6 cm Tiefe

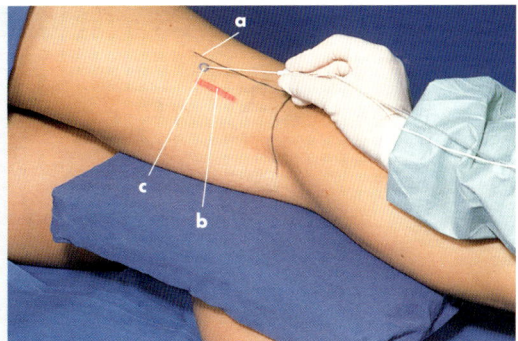

1. M. semimembranosus
2. M. semitendinosus
3. A. poplitea
4. M. biceps femoris
5. N. ischiadicus
6. N. tibialis
7. N. fibularis communis

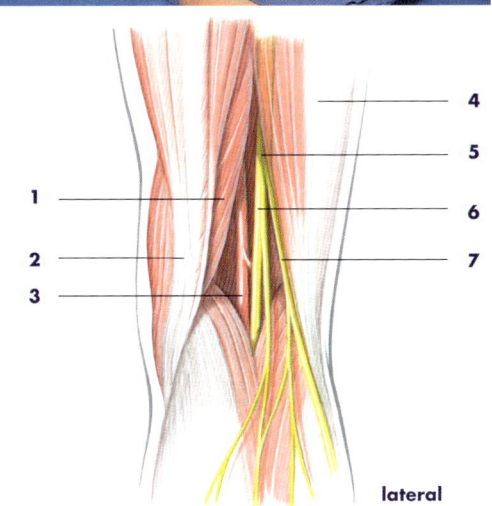

lateral

Kontinuierlich:
6 ml/h (5 – 15 ml) Ropivacain 0,2 – 0,375 % max. 37,5 mg/h oder
Bolus (alternativ): 20 ml Ropivacain 0,2 – 0,375 % (ca. alle 6 Stunden)

Kanülen:
UP-Kanüle 22 G, 5 – 10 cm
Kontinuierlich: z. B.19,5 G, 6 oder 10 cm lang, Katheter 20 G (Plexolong-Set®, Fa. Pajunk). Der Katheter wird 4 – 5 cm nach kranial vorgeschoben

N. saphenus-Blockade

Sensibler Endast des N. femoralis

Leitstrukturen und Durchführung:
Tuberositas tibiae, Caput mediale des M. gastrocnemius
Rückenlage des Patienten, die Tuberositas tibiae wird getastet und mit einer 6 cm langen 24 G-Kanüle eine s. c.-Infiltration in Richtung auf das Caput mediale des M. gastrocnemius durchgeführt.

Anmerkungen zur Technik:
Durch intermittierende Aspiration sollte eine versehentliche Punktion der V. saphena ausgeschlossen werden (selten).

Indikationen:
- Inkomplette Plexus lumbalis-Blockade im distalen Innervationsgebiet des N. femoralis (medialer Unterschenkel)
- Kombination mit distalem Ischiadikusblock (Unterschenkelblutleere)

Spezielle Kontraindikationen:
keine

Lokalanästhetika:
5 – 10 ml Prilocain 1 % oder Mepivacain 1 % oder Ropivacain 0,75 %

Kanüle: 24 G, 6 cm

- **a** Tuberositas tibiae
- **b** M. gastrocnemius (Caput mediale)
- **c** Punktionsort Stichrichtung M. gastrocnemius (Caput mediale), subkutane Injektion

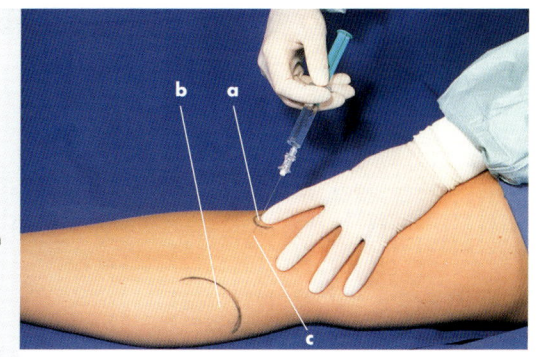

1 R. infrapatellaris
2 M. sartorius
3 N. saphenus

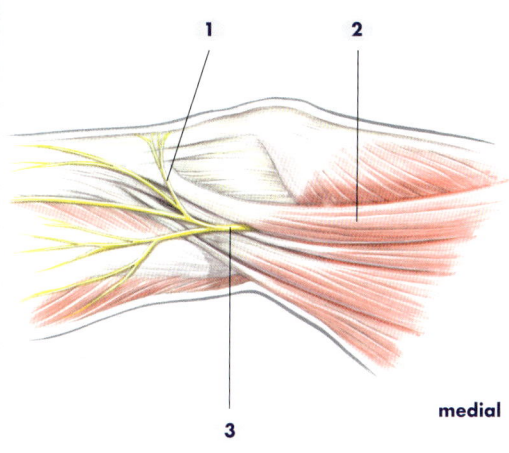

medial

N. fibularis communis-Blockade

Leitstrukturen und Durchführung:
Epicondylus lateralis (Fibulakopf)
Rückenlage des Patienten, Palpation des Fibulakopfs, die Einstichstelle liegt 2 cm distal und dorsal. Die Stichrichtung der UP-Kanüle ist senkrecht zur Haut, nach 1 – max. 3 cm erfolgt die Reizantwort im Fuß (Fußheber). Injektion des LA bei 0,3 mA/0,1 ms

Anmerkung zur Technik:
Nervenstimulation dringend empfohlen, da der N. fibularis ein sehr empfindlicher Nerv ist.

Indikationen:
- Inkomplette Anästhesie nach proximaler Ischiadikusblockade
- Diagnostische Blockade
- Schmerztherapie

Spezielle Kontraindikationen:
keine

Lokalanästhetika:
5 ml Prilocain 1 % oder Mepivacain 1 % oder 5 ml Ropivacain 0,75 %

Kanüle: UP-Kanüle 22 G, 5 cm

a Caput fibulae
b Punktionsort Stichrichtung senkrecht zur Haut 1 – 3 cm Tiefe

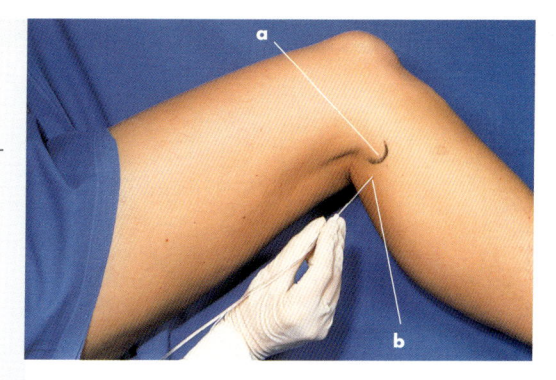

1 M. biceps femoris
2 N. fibularis communis
3 Caput fibulae

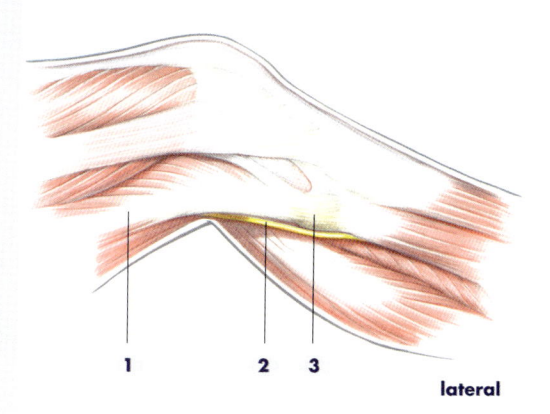

lateral

Blockaden im Fußbereich (sog. Fußblock)

(n. Löfström)

Der Fuß wird von 5 Nerven versorgt. 4 davon stammen aus dem
N. ischiadicus (N. fibularis superficialis und profundus, N. tibialis und
N. suralis). Der 5. (N. saphenus) stammt aus dem N. femoralis.

Lagerung: Der Patient liegt auf dem Rücken.

Leitstrukturen und Durchführung:
N. fibularis superficialis:
Ein subkutaner Hautwall wird mit 5 – 10 ml eines LA zwischen der Tibiavorderkante und dem oberen Rand des Malleolus lateralis durchgeführt (Anästhesie: Haut auf dem Fußrücken und den Zehen mit Ausnahme eines Gebietes zwischen Großzehe und 2. Zehe).

N. suralis:
Der N. suralis wird durch einen subkutanen Hautwall zwischen Achillessehne und Außenknöchel mit 5 ml LA blockiert (Anästhesie: lateraler Fußrand variabel bis zur 5. Zehe).

N. saphenus:
Von der Tibiavorderkante nach medial eine Handbreit über dem Innenknöchel bis zur Achillessehne s. c.-Infiltration von 5 – 10 ml LA (Anästhesie: Haut medial über dem Innenknöchel variabel bis zur Großzehe).

Anmerkung zur Technik:
Wird mit diesen s. c.-Blockaden begonnen und eine ringförmige Anästhesie durchgeführt, ist die Penetration der Haut bei den nachfolgenden Blockaden schmerzfrei.

subkutaner Ringwall
zur Blockade des
- N. fibularis superficialis und
  N. suralis (lateral)
- N. saphenus (medial)

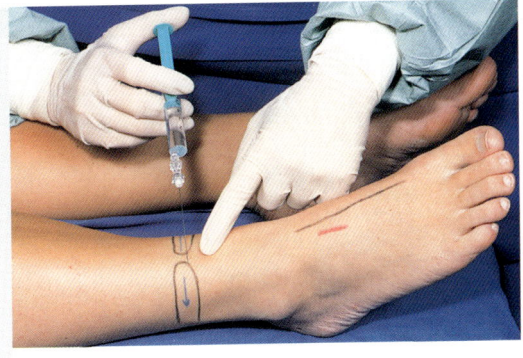

1 N. suralis
2 N. fibularis superficialis
3 N. fibularis profundus

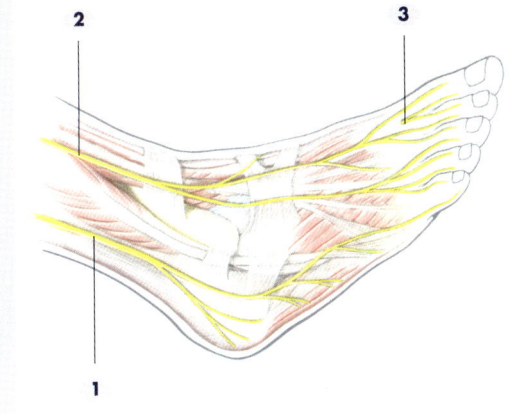

Blockaden im Fußbereich — N. fibularis profundus

(n. Löfström)

N. fibularis profundus-Blockade

Die Einstichstelle liegt unmittelbar zwischen der Sehne des Extensor pollicis hallucis longus und der A. dorsalis pedis auf dem Fußrücken. Die Nadel wird senkrecht zur Haut eingeführt und leicht unter die Arterie vorgeschoben, nach negativer Aspiration Injektion von 5 ml LA (Anästhesie: Haut der medialen Seite der Großzehe und laterale Seite der 2. Zehe).

Lokalanästhetika:

5 ml Prilocain 1 % oder Ropivacain 0,75 %

- **a** Sehne des M. extensor hallucis longus
- **b** A. dorsalis pedis

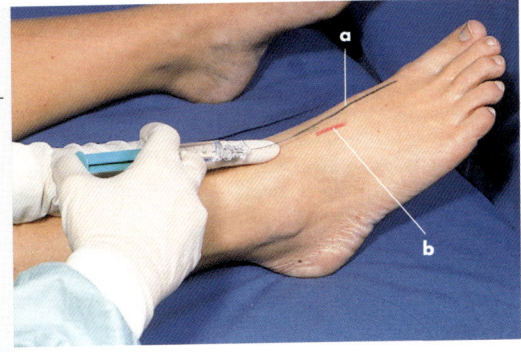

1. N. fibularis superficialis
2. N. saphenus
3. A. dorsalis pedis
4. N. fibularis profundus

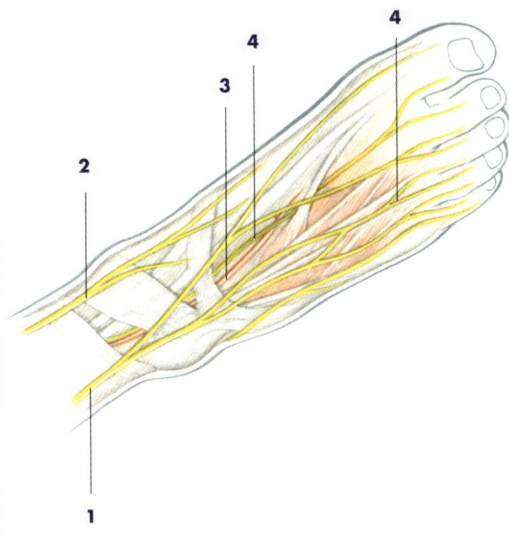

Blockaden im Fußbereich — N. tibialis posterior

(n. Löfström)

N. tibialis posterior-Blockade

Die Einstichstelle liegt unmittelbar dorsal an der A. tibialis posterior und der medialen Seite des Gelenks bzw. direkt anterior der Achillessehne in Höhe des Malleolus medialis. Die Kanüle wird senkrecht zur Haut auf die Tibiahinterkante vorgeschoben. Unter intermittierender Aspiration werden 5 – 8 ml LA injiziert. Cave: Bei Parästhesien Zurückziehen der Nadel (Anästhesie: Planta pedis mit Ausnahme ihrer ganz lateralen und proximalen Abschnitte)

Anmerkung zur Technik: (Empfehlung)

Durchführung mit Nervenstimulation und UP-Kanüle 22 G oder 24 G, 5 cm (Reizantwort: Plantarflexion der Zehen)

Für den sog. Fußblock gilt:

Indikationen:
- Inkomplette Plexus lumbosacralis-Blockade
- Operationen am Fuß
- Schmerztherapie
- Diagnostische Blockaden

Spezielle Kontraindikationen:
keine, bei neurologischen Defiziten vor der Blockade Befunddokumentation

Lokalanästhetika:
5 – 10 ml Prilocain 1 % oder Mepivacain 1 % oder Ropivacain 0,75 % je Injektion

Kanülen:
24 G, 4 – 6 cm
N. tibialis, ggf. UP-Kanüle 22 G, 4 cm

a A. tibialis posterior
Punktion dorsal der
Arterie, Stichrichtung senkrecht zur
Haut

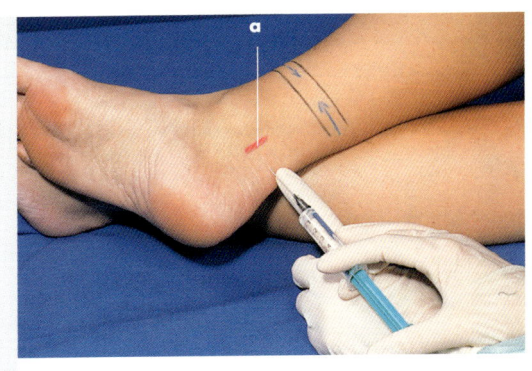

1 N. saphenus
2 A. tibialis posterior
3 N. tibialis

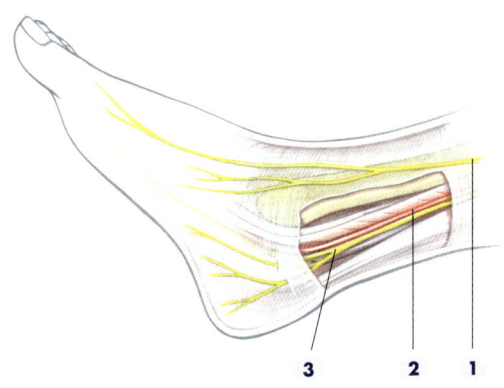

Notizen

Notizen – eigene Erfahrungen – Telefonnummern – Schmerzdienst etc.

Notizen – eigene Erfahrungen – Telefonnummern – Schmerzdienst etc.

Anschrift der Verfasser:

Dr. med. Gisela Meier
Chefärztin der Abt. Anästhesie und Schmerztherapie
Rheumazentrum Oberammergau, Waldburg-Zeil Kliniken
Hubertusstraße 40
82487 Oberammergau

Dr. med. Johannes Büttner
Chefarzt der Abt. für Anästhesie
Berufsgenossenschaftliche Unfallklinik Murnau
Professor-Küntscher-Straße 8
82418 Murnau